高等医学院"十四五"精品教材

黄冈市拔尖青年人才基金资助出版

急诊超声诊断技术与诊断基础

编 著 黄 浩 赵现伟 张玉敏
主 审 谢 斌

天津出版传媒集团

天津科学技术出版社

内容简介

急诊超声技术已成为急诊医学领域的重要检查手段之一，广泛应用于各级医疗机构。本书共七章，主要包括急诊超声概述、消化系统急症、泌尿系统急症、心血管系统急症、妇产科急症、浅表组织及小器官急症、其他急症。

本书病例资料典型，实用性和指导性较强，既可作为医学影像专业的教材，也可作为其他医务人员参考使用。

图书在版编目（CIP）数据

急诊超声诊断技术与诊断基础 / 黄浩，赵现伟，张玉敏编著. -- 天津：天津科学技术出版社，2024. 6.
ISBN 978-7-5742-2192-5

Ⅰ. R445.1

中国国家版本馆 CIP 数据核字第 2024UY8830 号

急诊超声诊断技术与诊断基础
JIZHEN CHAOSHENG ZHENDUAN JISHU YU ZHENDUAN JICHU

责任编辑：　季　乐

出　　版：　天津出版传媒集团
　　　　　　天津科学技术出版社
地　　址：　天津市西康路 35 号
邮　　编：　300051
电　　话：　（022）23332372
网　　址：　www.tjkjcbs.com.cn
发　　行：　新华书店经销
印　　刷：　唐山唐文印刷有限公司

开本 787×1092　1/16　印张 11　字数 281 000
2024 年 6 月第 1 版第 1 次印刷
定价：88.00 元

前　言

随着国家不断加大对基层民众健康的重视，各种利民惠民的医疗政策和措施相继落地。特别是对急危重症患者的救治达到了前所未有的响应程度。急诊患者应当尽早进行医学处理，否则可能对患者身体产生重度伤害或导致死亡。近年来，多个区域胸痛、卒中等各大中心覆盖面越来越广，急诊救护的一线阵地逐渐推向与民众最近的地方。

急诊救治的关键是临床医师能够快速准确地评估患者的情况，之后迅速采取相应的有效措施。超声检查快捷、经济，可普及性及重复性较好，在急诊患者的诊疗中起到非常重要的作用。因此超声检查不仅仅在二级、三级医院成为一项门诊量很大的工作，也遍布到各乡镇卫生院和社区卫生服务中心。由于各级医疗机构超声医生的技术水平参差不齐，诊断结果和向临床提供的信息也有很大差距。

为了更好地保障广大人民群众的生命健康，我们精心编写了这本《急诊超声诊断技术与诊断基础》一书。本书讲解相关临床知识、超声检查方法以及疾病的鉴别诊断，希望能给基层医院的超声同仁带来帮助，辅助他们快速有效地诊断急诊工作中常见多发疾病。

本书由谢斌主审，由黄浩、赵现伟、张玉敏编著；由陈杰能、闻金凤、李锐、陈彩霞、李建、孔爽担任副主编，步亚雪、邓亚芳、管柯、洪夏雯、胡仁杰、柯楠、李苗、骆玲丽、吕琳、童子嘉、夏莎、徐祎、许松宝、叶佳田、占春萌、张玮、郑莹、朱思杰参与了本书的编写。对我们给予鼓励、支持、帮助的诸位老师致以最诚挚的谢意！

由于编者知识水平有限，书中错误和不当之处在所难免，敬请广大师生和读者批评指正并提出宝贵意见。

编　者

本书编委会

主　审　谢　斌（黄冈市中心医院）

编　著　黄　浩（黄冈市中心医院）

　　　　赵现伟（黄冈市中心医院）

　　　　张玉敏（黄冈市中心医院）

副主编　陈杰能（黄冈市中心医院）

　　　　闻金凤（黄冈市中心医院）

　　　　李　锐（黄冈市中心医院）

　　　　陈彩霞（黄州市人民医院）

　　　　李　建（黄冈市中心医院）

　　　　孔　爽（黄冈市中心医院）

编　委（按姓氏拼音排序）

　　　　步亚雪（黄冈市中心医院）

　　　　邓亚芳（黄冈市中心医院）

　　　　管　柯（黄冈市中心医院）

　　　　洪夏雯（黄冈市中心医院）

　　　　胡仁杰（黄冈市中心医院）

　　　　柯　楠（黄冈市中心医院）

　　　　李　苗（黄州区人民医院）

　　　　骆玲丽（黄冈市中心医院）

　　　　吕　琳（黄冈市中心医院）

　　　　童子嘉（黄冈市中心医院）

　　　　夏　莎（黄冈市中心医院）

　　　　徐　祎（黄冈市中心医院）

　　　　许松宝（黄冈市中心医院）

　　　　叶佳田（黄冈市中心医院）

　　　　占春萌（黄冈市中心医院）

　　　　张　玮（黄冈市中心医院）

　　　　郑　莹（黄冈市中心医院）

　　　　朱思杰（武汉儿童医院）

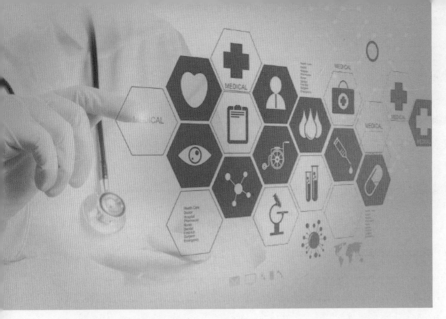

目录

<image name="CONTENTS" />

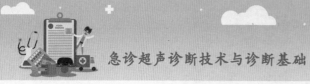

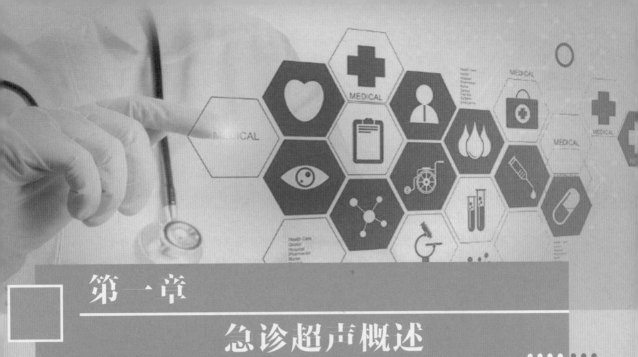

第一章
急诊超声概述

    急诊超声是指需要利用超声影像技术在第一时间确诊或者排除疾病诊断，为临床及时确定诊断思路以及治疗方案，为抢救患者生命争取宝贵的时间。急诊疾病是指威胁患者健康甚至生命的、以急性病理生理变化为特征、以突发症状和体征为表现的疾病。

    急诊超声主要应用于炎性急症、脏器破裂性或穿孔性急症、外伤所致损伤性急症、脏器扭转性或嵌顿性急症、出血性急症、心包填塞以及脏器梗阻性和绞窄性急症等，在这些急症中超声应用范围非常广，而且可以在最短的时间为临床提供更准确、更迅速的诊断。

    本书主要通过对各个系统常见的急症进行梳理，为基础医疗机构的超声医师能够快速掌握急诊超声的诊断技巧，更好的为临床解决遇到的棘手问题。下面就从如下几个方面为大家提供新的思路：

一、消化系统急症

    （1）炎性急症主要包括急性胆囊炎、急性胰腺炎、坏疽性胰腺炎、肝脓肿、化脓性胆管炎、肝囊肿出血或者感染等。

    （2）脏器破裂和穿孔性急症主要包括外伤所致肝脏破裂、肝挫裂伤、脾脏破裂、脾挫裂伤、巨块型肝脏肿瘤破裂出血；胆囊穿孔、胃肠道穿孔等。

    （3）脏器扭转和嵌顿性急症主要包括肠扭转、胃扭转、胆囊扭转、脾扭转、肠套叠等。

    （4）脏器梗阻性急症主要有肠梗阻、胆系结石梗阻等。

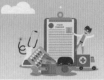

二、泌尿系统急症

（1）炎性急症主要包括急性肾盂肾炎、急性肾衰竭、肾脓肿、急性膀胱炎等。

（2）脏器破裂和穿孔性急症外伤所致肾破裂、肾脏挫伤、肾脏肿瘤破裂、肾囊肿破裂出血、膀胱穿孔、尿道破裂等。

（3）脏器扭转和嵌顿性急症主要包括睾丸扭转、睾丸附件扭转等。

（4）脏器梗阻性急症主要有肾结石、输尿管结石、膀胱结石、膀胱异物、急性尿潴留等。

三、循环系统急症

（1）心脏方面急症主要包括有急性心包炎、急性心肌炎、感染性心内膜炎、川崎病、急性心肌梗死、急性肺栓塞、心脏破裂穿孔、室壁瘤破裂穿孔、梗阻性心脏病、左房内血栓、心脏肿瘤、先天性复杂性心脏病、心脏封堵器或机械瓣卡瓣、移位等。

（2）血管系统急症包括主动脉窦瘤破裂、主动脉夹层动脉瘤、假性动脉瘤、真性动脉瘤、下肢动脉急性血栓、下肢深静脉血栓、急性动脉炎等。

四、妇科系统急症

妇科急症超声在基层应用最为广泛，好发疾病多而且容易误诊，最主要的妇科急症有子宫腺肌症、急性子宫内膜炎、卵巢黄体破裂出血、卵巢肿瘤蒂扭转、卵巢巧克力囊肿、急性盆腔炎等。

五、产科急症

超声是产科最重要的诊断方法，在产科诊疗方面起着至关重要的作用，特别是在先兆流产、难免流产、不全流产、稽留流产；滋养细胞疾病、绒毛膜癌、胚胎停育、异位妊娠、卵巢过度刺激综合征、前置胎盘、胎盘早剥、羊水过少、胎死宫内等。

六、浅表组织及小器官急症

（1）男性生殖系统常见急症主要有急性附睾炎、急性睾丸炎、睾丸附睾损伤、睾丸扭转、阴囊损伤、阴茎损伤、阴茎海绵体断裂等。

（2）乳腺、甲状腺、腮腺也是急症常发的器官，主要好发的疾病有急性乳腺炎、浆细胞性乳腺炎、乳腺癌、乳腺囊肿合并炎症、急性甲状腺炎、亚急性甲状腺炎、甲状腺囊肿合并出血或感染、甲状腺腺瘤合并出血、急性腮腺炎、急性颌下腺炎。

（3）淋巴结系统疾病主要有急性淋巴结炎、淋巴结结核、淋巴结脓肿等。

（4）嵌顿疝好发部位主要有腹股沟疝、脐疝、白线疝、腹壁疝、膈疝等。

七、其他急症

（1）眼睛眼球异物、视网膜脱离、脉络膜脱离、玻璃体积血、晶状体脱位。

（2）大量胸腔积液、胸腔积脓、血性胸腔积液、大量腹腔积液。

（3）软组织以及肌肉损伤、血肿，软组织及肌肉脓肿、跟腱断裂、软组织异物。

（4）骨与关节系统常见疾病有急性化脓性关节炎、骨折。

八、急症诊断要点

急症不同于普通疾病，一般发病急、进展快，在短期内可能产生明显变化，静态超声诊断可能导致漏诊或误诊，对于这类疾病诊断时需要考虑到疾病的动态变化，病史和相关检验指标会有很大的帮助，而且要发挥超声诊断实时、可靠的特点，进行密切观察，及时与临床医生沟通疾病进展过程，便于确诊及相关处理。

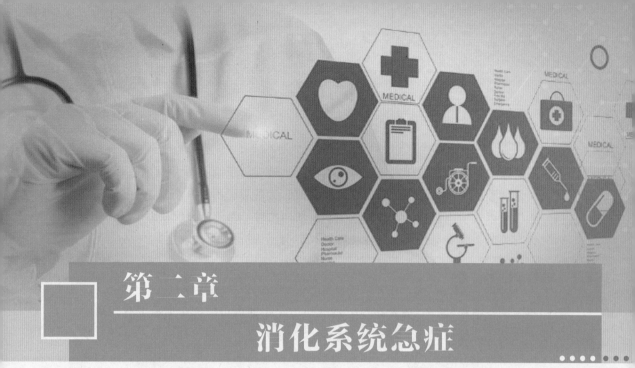

第二章

消化系统急症

第一节 >>> 肝

一、概述

肝脏是人体内最大的实质性器官，位于右上腹，其解剖结构复杂而精细（图2-1）。

肝脏外观：肝脏呈红褐色，质软而脆，呈楔形，右端圆钝，左端扁薄，可分为上、下两面，前后两缘，左右两叶。成人的肝脏重量相当于体重的2%，为1.2～1.6 kg。

肝脏分叶：肝脏分为左叶和右叶，两者又可分为许多肝小叶。肝小叶是肝脏的基本结构和功能单位，呈多面棱柱状。肝小叶中央有一条中央静脉，周围是肝板、肝血窦、窦周间隙及胆小管。

肝脏韧带：肝脏周围有许多韧带固定其位置，如镰状韧带、冠状韧带、三角韧带等。这些韧带将肝脏连接至膈肌和周围器官，以维持其稳定性。

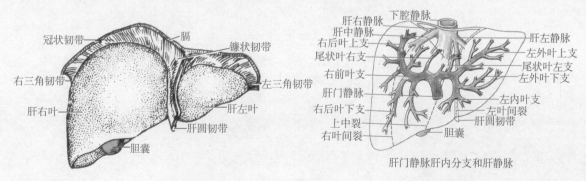

图 2-1 肝脏解剖

肝脏血供：肝脏有双重血液供应，分别来自门静脉和肝动脉。门静脉收集来自肠道的血液，为肝脏提供70%～75%的血液供应；而肝动脉则来自腹腔干，为肝脏提供25%～30%的血液供应。

　　肝脏分段：根据肝内门静脉干和肝静脉的分布范围，可将肝脏分为8个段（图2-2）。这种分段方法有助于手术时确定病变位置和范围，以及指导手术切除范围。

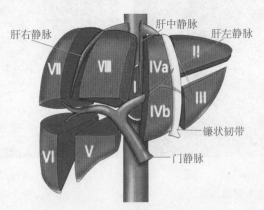

图 2-2 肝脏分段

二、肝破裂外伤（Hepatorrhexis）

（一）病理与临床

　　肝破裂是腹部创伤中的常见病，占各种腹部损伤中的12%～20%，右肝破裂较左肝为多。肝位于右侧膈下和季肋深面，受胸廓和膈肌保护，一般不易损伤。但因其体积大，质地脆弱，血管丰富，且被周围韧带固定，故容易受到外来暴力或锐器刺伤而引起破裂出血，原有肝硬化与慢性病变时发生率更高。

　　肝闭合性损伤分为肝包膜下血肿、肝中央型破裂和真性破裂。临床表现依肝破裂的类型和程度而定。较大的真性肝破裂和肝中央破裂伤，表现为剧烈的腹痛、腹肌紧张、压痛和反跳痛，并有不同程度的休克症状，肝破裂后可能有胆汁溢入腹腔，故腹痛和腹膜刺激征较为明显。

（二）超声表现

　　（1）肝包膜下血肿：肝包膜连续，无中断，但局部可出现轻度隆起。肝包膜下、肝实质间可探及无回声或低回声区。患者肝破裂严重、出血量多者，呈无回声、不规则区；受伤时间较长者，回声增强（图2-3）。

　　（2）中央型肝破裂：表现为肝脏肿大或正常，形态尚规则，肝包膜完整、光滑、无连续性中断。肝实质内有无回声或低回声区域，边界不清，形态不规整，少数病例呈强回声或混合回声（图2-4）。

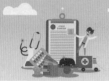

（3）肝真性破裂：表现为肝包膜回声有中断，肝实质内可探及高回声区，边界不清且延续到包膜中断处；或有低回声区，呈条状。肝破裂严重者，肝实质内回声杂乱、边界不清，肝周或腹腔内可探及液性暗区，量多少不等（图2-5）。

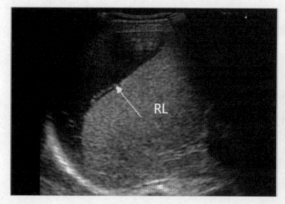

图 2-3　二维超声显示肝包膜下血肿，
肝包膜下可见梭形无回声区

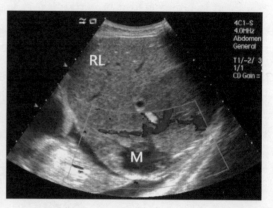

图 2-4　二维超声显示中央型肝破裂，
实质内可见低回声区

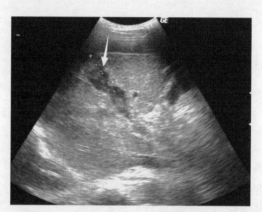

图 2-5　二维超声显示真性肝破裂，
肝实质内不均质回声区累及肝包膜处

（三）鉴别诊断

自发性出血：自发性肝破裂的原因有很多，包括化脓性肝脓肿、肝血管瘤、肝细胞腺瘤、肝癌、肝紫癜症等。与外伤引发的肝破裂超声表现可相似，此时需结合病史鉴别。

HELLP综合征：溶血肝功能异常血小板减少综合征（hemolysis, elevated liver function and low platelet count syndrome），是指妊娠高血压综合征伴有溶血、肝酶升高以及血小板减少的一组临床综合征，为妊娠期严重并发症，母儿预后极差。多见于经产妇、＞35岁等。病情变化快，易出现弥散性血管内凝血、胎盘早剥、急性肾衰、肺水肿、肝被膜下出血、体腔积液、产后出血及视网膜剥离等严重并发症。

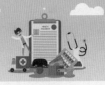

（四）要点及建议

早期肝破裂可因肺气、胃十二指肠气体干扰、肝脏脏面小裂口与凝血块容易与结肠肝区、肝下结缔组织等混淆等因素出现漏诊，因此，对患者肝上缘近横膈处进行超声探查时，应嘱咐患者进行深呼气以便于更广泛观察肝脏而发现破裂口。在对肝门区进行扫查时应尽量避开肠内气体干扰并仔细辨认各管腔走行以提高正确诊断率。在对左肝外上段超声扫查时应从右向左连续扫查以全面、广泛观察肝脏。由于患者超声检查结果受其呼吸、体位等影响，对有外伤史、疑肝脏破裂患者，首次超声检查无肝破裂声像表现患者，不能过早排除肝破裂可能，而应对患者腹痛部位、受伤部位进行重点扫查尤其对合并腹腔积液、肝周积液患者，应多次扫查以动态观察、避免漏诊。

三、肝恶性肿瘤破裂出血（Bleeding of ruptured hepatocellular carcinoma）

（一）病理与临床

肝癌是富血供肿瘤，呈膨胀性快速生长，其内部供血不足，易发生液化、坏死，瘤内压力增高，肿瘤可突出于肝脏表面之外，当腹内压力增高或与邻近的膈肌、腹壁、胃肠道发生摩擦时会增加破裂出血的风险；供应肿瘤的血管壁的特异性改变如胶原酶表达增加、弹力蛋白增殖和Ⅳ型胶原纤维降解导致的血管功能障碍可使血管壁失去支撑力、脆性增加可能；肿瘤可因侵犯、压迫其流出道或肿瘤中的动静脉瘘导致局部静脉压力增高使瘤内淤血，压力增加，同时患者常合并肝硬化、肝功能损害和凝血功能异常等，上述因素可共同作用导致破裂。临床可表现为突发剧烈上腹部疼痛、压痛、反跳痛及肌紧张，不同程度的失血性休克，腹腔积血，肝炎肝硬化和肝癌的表现如黄疸、肝掌、蜘蛛痣等；发热、应激性溃疡、血胸等。

（二）超声表现

肝内可见局限性结节，呈低回声、等回声或高回声，内回声不均，逐渐发展可回声增强或出现多结节的"马赛克"征（mosaic sign），又称为"块中块"（tumor in tumor）（图 2-6），周围无回声晕带可以不完整或变得不明显，肿瘤后方声补偿以及侧方声影现象消失，并且在较大瘤体后方出现部分声波衰减。肿瘤形态由类圆球状向分叶状或不规则状发展，多可见血流信号显示，如图 2-7 和图 2-8 所示。

合并肝硬化时，肝脏体积缩小，形态失常，肝包膜呈锯齿状；肝实质回声光点粗大，并见结节样回声，部分结节周边有声晕，并见血管绕行。彩色多普勒显示其周边可见血流信号，部分病例能观察到伸入到肿块内的动脉血流，门静脉内径＞1.3 cm，血流速度平均为 9.8 cm/s，腹腔内可探及无回声区，脾脏中到重度肿大，脾静脉内径＞1.0 cm，平均流速 15.0 cm/s。

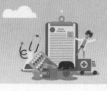
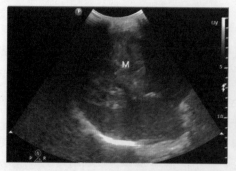

图 2-6　二维超声显示肝右叶可见高回声占位，
内回声不均，形态不规则

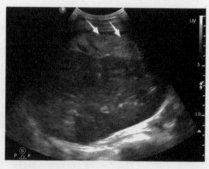

图 2-7　二维超声显示沿包膜处
高回声区，为出血病灶

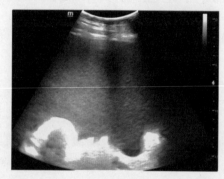

图 2-8　显示腹腔可见积液，内透声差，考虑积血

（三）鉴别诊断

外伤肝破裂：中央型及真性肝破裂超声表现可与之相似，此时可结合病史是否有外伤史，实验室检查肝功能、癌胚抗原等检查。

（四）要点及建议

临床上对于肝癌破裂相关急腹症的诊断首先腹部超声，结合肝炎肝硬化病史，失血性休克，腹膜炎等体征，诊断腹腔穿刺抽出不凝血等可诊断肝癌破裂出血。

对于破口小，出血量少的患者可见选肝脏超声造影及腹部 CT，肝动态增强 CT，MRI 等进一步明确诊断，而对于破口大、出血量多，生命体征不稳定、不易搬动的患者不易行腹部 CT、肝脏动态增强 CT 等检查，诊断不明确者必要时可在抗休克的同时行剖腹探查术，诊断肝癌破裂出血的同时快速止血。

四、急性重型肝炎 (Acute severe hepatitis)

（一）病理与临床

肝炎是由病毒、药物、化学物质等引起的肝脏弥漫性炎性病变，重症肝炎肝细胞坏死严重而广泛。肉眼观，肝体积显著缩小，尤以左叶为甚，重量减轻，质地柔软，被膜皱缩。切面呈黄色或红褐色，有的区域呈红黄相间的斑纹状，故又称急性黄色肝萎缩或急性红色肝萎缩，也称暴发性肝炎，起病急，黄疸迅速加深，肝脏迅速缩小，有出血倾向、中毒性肠麻痹、腹水、肝臭、急性肾功能衰竭和不同程度的肝性脑病表现．早期表现为嗜睡，性格改变，烦躁和谵妄，后期可有不同程度的昏迷、抽搐、椎体系损害体征，脑水肿和脑疝。

（二）超声表现

（1）重症肝炎早期，肝脏肿大或正常，肝实质回声减低，随病情进展，肝脏缩小，肝包膜皱折，肝实质回声不均匀或呈弥漫性不规则片状低回声区，胆囊壁增厚，出现轻度～中度腹水征，脾脏肿大（图2-9）。

（2）急性门脉高压可使门静脉增宽，门脉流速减低，甚至为离肝血流，门脉流速减慢程度可能与肝实质损害有关，可作为分析肝实质病理变化程度的有效指标之一（图2-10）。

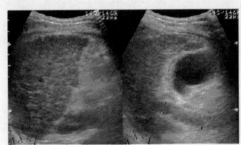

图2-9 二维超声显示肝实质内回声粗大，分布不均，胆囊壁增厚

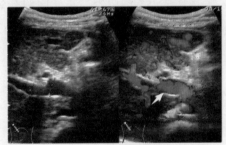

图2-10 超声显示门静脉增宽

（三）鉴别诊断

（1）肝硬化：重症肝炎为2周内出现Ⅱ度及以上肝性脑病并有临床表现，短期内总胆红素进行性加深，而肝硬化病史较长。

（2）急性胆囊炎：与急性胆囊炎增厚不同是，急性肝炎引起的胆囊内壁是光滑的，急性胆囊炎内壁是不光滑，而且囊内没有细胞碎片，透声相对较好。

（3）淤血肝：淤血肝无门静脉增宽而肝静脉和下腔静脉增宽，有其他脏器的异常表现，如右心衰竭等。

（四）要点及建议

（1）急性肝炎早期超声图像表现多不明显，需结合临床症状及实验室检查综合判断。上述超声表现如单独出现，需与临床症状及实验室检查结合判断，以免误诊。急性肝炎是肝脏的弥漫性病变，但要注意有时合并局灶性病变，如肝癌。

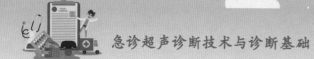
（2）因暴饮暴食、大量饮酒导致慢性肝炎急性发作而就诊的，需要急查 B 超但又不能满足禁食 8 小时以上，此时可能因胃肠道内容物和气体较多而影响检查，需特别注意体位和切面的运用，必要时甚至可以采用坐位或俯卧位经背部探查的体位，以尽量减少漏诊、误诊。

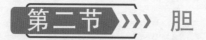

第二节 >>> 胆

一、概述

胆道解剖是肝脏解剖中的一部分，主要涉及胆汁的排出路径（图 2-11）。胆道系统可以分为肝内胆道和肝外胆道两部分。

肝内胆道由毛细胆管、小叶间胆管等组成，它们逐级汇合形成左右肝管，作为肝内胆汁排出的通道。左右肝管在肝门处汇合成肝总管，再与胆囊管汇合成胆总管。

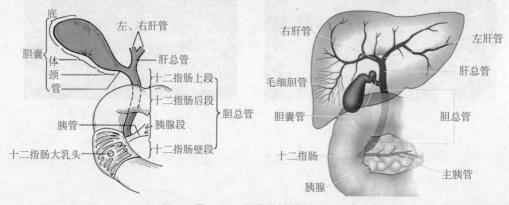

图 2-11 胆囊及胆管解剖

肝外胆道则包括胆囊和胆总管等部分。胆囊是一个储存和浓缩胆汁的器官，呈梨形，位于肝脏下面的胆囊窝内，有浓缩和储存胆汁的功能。胆总管是肝外胆汁排出的通道，长 7～8 cm，直径 6～8 mm。在胆总管的末端，与胰腺的胰管汇合，共同开口于十二指肠。

在胆道系统中，还有一些重要的解剖标志，如胆囊三角（Calot 三角）和 Oddi 括约肌等。胆囊三角是由胆囊管、肝总管及肝下缘构成的三角区域，是手术中易发生误伤的危险区域。Oddi 括约肌则是由胆总管、胰管末端及十二指肠乳头周围的环形平滑肌组成，具有调节胆汁排泄和防止逆流的作用。

二、胆囊内出血 (Gallbladder Hemorrhage)

（一）病理与临床

胆囊出血多数由外伤（包括穿刺）引起此外，结石炎症、肿瘤、寄生虫及凝血机制障碍也可引起胆囊出血。新鲜出血在胆囊内呈弥漫性分布，随着血液的凝固，逐渐收缩成块状，并皱缩，破碎。临床表现绝大多数病人有右上腹部疼痛。出血进入肠道可引起大便潜血阳性，血块阻塞胆管可出现黄疸，有的病人可有不同程度的发热。

（二）超声表现

（1）胆囊出血后的早期（出血小于 24 小时）：胆囊腔内充满呈与肝组织回声水平近似的均匀性回声。

（2）胆囊出血后的中期（出血超过 24 小时），胆囊内血液凝固呈现边界尚清楚的低回声团块，随体位改变移动。

（3）胆囊出血后的晚期（出血数天后），凝血团块随时间延长变小，内可见大量碎片样较强回声（图 2-12），肝内外胆管内也可有类似改变，并可能出现阻塞扩张的征象。

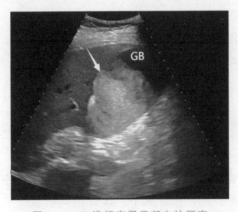

图 2-12　二维超声显示凝血块回声

（三）鉴别诊断

（1）浓缩胆汁：超声表现为胆囊大小正常或轻度肿大，胆囊腔内探及弥漫细小点状弱回声，沉积于胆囊后壁，其后无声影，改变体位可缓缓飘动；随时间改变多无明显变化，可动态观察鉴别。

（2）胆囊积脓：超声表现为胆囊肿大，胆囊壁弥漫增厚，呈高回声，其间弱回声带，形成"双边影"，胆囊腔内出现细小或粗大光点，呈云雾状，多伴胆囊结石，出血时壁可稍增厚，胆囊体积未见明显肿大（图 2-13）。

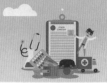

（3）胆囊穿孔并包裹：胆囊壁毛糙、增厚呈双影、在胆囊壁浆膜层外，常可探及包绕的低回声或液性暗区。胆囊穿孔包裹则胆囊壁轮廓不清晰，无明显胆囊形态，其周围为不规则密集光，点区，回声增强，常夹杂有少许低回声区伴强回声包绕，为网膜回声，也可见中心区域结石光团（图2-14）。

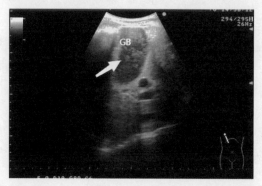

图 2-13　胆囊积脓

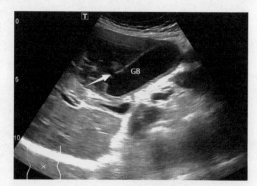

图 2-14　胆囊穿孔

（四）要点及建议

（1）随着经皮肝穿刺胆管造影及经皮肝穿刺胆道引流等肝胆系统介入性诊断及治疗技术的普遍应用，胆囊出血的病例明显增多，胆道出血有可能引起暂时性胆管梗阻，超声检查观察梗阻的动态变化，可避免不必要的手术治疗。

（2）当病史和声像图不典型时，尚需与无声影的结石，浓缩的胆汁、积脓、肿瘤等鉴别。最好的方法是动态观察其变化，其他疾病均无胆囊出血的典型声像图变化。

三、急性胆囊炎合并穿孔（Acute cholecystitis perforation）

（一）病理与临床

胆囊穿孔是急性胆囊炎的严重并发症，多因急所致，多因结石引发胆囊管闭塞、管腔内分泌物滞留、胆囊膨大，也可见于急性坏疽性胆囊炎胆汁感染化脓，影响管腔内压力的升高阻碍静脉和淋巴引流，导致壁内细小动脉受损，并最终导致胆囊壁缺血坏死和穿孔。临床最突出特征为右上腹疼痛，同时可伴腹膜刺激征，包括腹肌紧张、压痛、反跳痛。可有发热或黄疸，病情严重者可出现休克。

（二）超声表现

（1）典型声像图表现为胆囊壁局部回声中断，胆汁透声差，其周边伴有或不伴有局限性积液、"包裹征"（胆囊穿孔的部位由于大网膜异常积聚，其周围可见团状、片状中等、稍强或低回声区，形态欠规则，无明显边界，分布在胆囊腹腔面）、"填塞征"（周围团状、片状中等、稍强或低回声区分布在肝面部），如图2-15所示。

（2）超声可见胆囊壁增厚或局部变薄，形态多饱满增大，也可缩小，大部分病例胆囊内可见结石或絮状沉积物回声，胆囊周围和或腹腔内可见游离性积液。若脓性胆汁外漏可形成胆囊周围脓肿，可能累及肝脏形成肝脓肿，如图2-16所示。

（3）CDFI检查偶可见因之而产生的彩色多普勒信号，如图2-17所示。

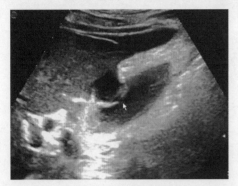
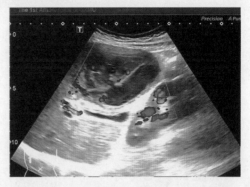

图 2-15　二维超声箭头显示胆囊壁回声中断，　　图 2-16　彩色多普勒超声箭头显示胆囊壁

　　　　胆囊周围局部积液　　　　　　　　　　　　回声中断，胆囊内可见絮状沉积物

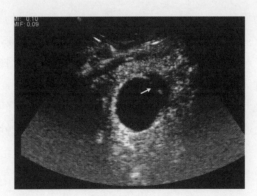

图 2-17　超声造影显示胆囊壁底部回声连续性中断

（三）鉴别诊断

（1）胆囊积脓：胆囊腔液性暗区内有细小弱光点堆积伴棉絮状短棒光带，并夹杂有斑片状回声。胆囊壁增厚、呈低回声，浆膜层增厚，边界清楚。胆囊常伴有结石。胆囊腔内无回声区内有细小弱光点悬浮、堆集、棉絮状光带中夹杂有斑片状回声，胆囊壁回声连续可鉴别。

（2）胆囊癌：胆囊穿孔合并周围积液包括，轮廓不清，往往需与实块型和混合型胆囊癌进行鉴别，实块型胆囊癌多表现为胆囊液性腔消失，整个胆囊未中或低回声不均匀实性肿块，常伴有不典型声影的结石强回声；混合型胆囊癌，厚壁型和实块型同时存在，多伴有周围肝组织的浸润，CDFI显示胆囊癌肿瘤内部或增厚的胆囊壁内检测

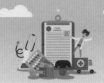

到血流信号。

（四）要点及建议

（1）并非所有的病例都可发现穿孔的直接证据：若患者临床表现典型，同时胆囊周围或腹腔内探及局限性或游离性积液时，需考虑胆囊穿孔的可能。

（2）由于老年患者反应不敏感，症状可能会与病情不相符，临床表现轻微甚至无明显异常表现，因此对于老年患者在超声检查时应让患者多变换体位，多切面扫查，仔细观察胆囊、胆囊周边及其他脏器情况，以免漏诊。

（3）胆囊穿孔直径较小特别是≤2 mm时，不易出现断端强回声及局部壁外膨；穿孔位于肝面，溢出脓性胆汁形成包裹性脓肿；胆囊炎性改变导致与周围组织粘连；腹腔大量积气等易引起漏诊，除多切面扫查外还可采用超声造影、MRI等减小漏诊率。

四、急性胆管炎（Acute Cholangitis）

（一）病理与临床

急性胆管炎是因为胆道部分或完全梗阻后继发感染而导致的一种胆道感染性疾病，常见的胆道梗阻原因有肝内、肝外胆管结石、恶性疾病，良性胆管狭窄、医源性狭窄等导致胆管狭窄。由于存在胆管梗阻，使得胆囊排空受限和胆管内压力增加，导致细菌和化脓性胆汁回流进入血液循环，从而导致全身炎症和脓毒症。引起感染的途径主要有两条：上行性感染和血行感染。即十二指肠上行和门静脉的血行散播。临床表现为 Charcot 三联征（发热、黄疸和腹痛），更严重的情况下，急性梗阻性化脓性胆管炎患者可能会出现 Reynolds 五联征（腹痛、寒战高热、黄疸、休克和精神症状）。

（二）超声表现

（1）胆道梗阻性病变，如因结石引起的梗阻，在肝内外胆管可见强回声显示，后多伴声影。

（2）胆管扩张，肝外胆管大于 7 mm 为扩张，大于 11 mm 为明显扩张，肝内胆管正常在 2 mm 左右，大于 4 mm 可诊断扩张，如图 2-18 所示，如出现化脓性感染，腔内可见细密点状回声，为黏稠脓性胆汁。

（3）胆管壁增厚及纤维化，炎性细胞浸润表现为胆管管壁增厚，回声增强，可模糊，水肿。

（4）常伴有胆囊肿大，囊壁水肿，如图 2-19 所示。

（5）部分感染肝脏可表现为肝肿大，回声增强，可有肝脓肿，如图 2-20 所示。

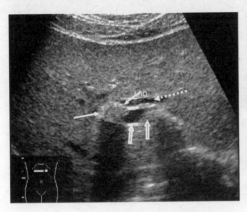

图 2-18 二维超声显示左肝内胆管结石，
远端胆管扩张，虚线箭头示门静脉分支

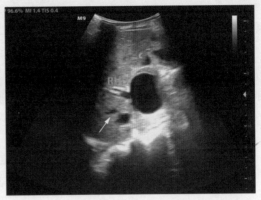

图 2-19 二维显示肝囊肿压迫至右肝管
扩张 （LHD 左肝管、RHD 右肝管、C 囊肿）

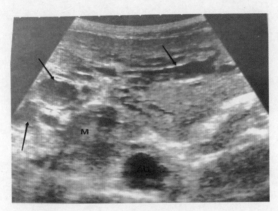

图 2-20 二维显示肝门部胆管癌至肝内胆管
扩张，箭头示扩张胆管及腔内胆泥

（三）鉴别诊断

（1）硬化型胆管癌：表现为受累管壁增厚，可致管腔变小或狭窄，进而发生阻塞，硬化型与结节型胆管癌多同时出现，组成最常见亚型：结节硬化型胆管癌，即可出现肿瘤性病灶、门静脉癌栓等。

（2）原发性硬化性胆管炎：表现为胆管壁明显增厚，可达 5 mm 以上，回声明显增强；管腔显示不同程度狭窄。肝内小胆管受累者可见肝内散在多个 "＝" 状强回声。胆囊受累时囊壁增厚，收缩功能减低或消失。肝门区可探及肿大淋巴结。

（四）要点及建议

（1）急性胆管炎是临床常见危急重症之一，常由胆道梗阻引起，起病急，病情进展迅速，容易发生感染性休克、多器官功能衰竭，可能危及生命，快速有效的降低胆道压力是治疗的关键。目前超声引导下经皮经肝胆管穿刺引流（PTCD）及经皮经肝胆囊穿刺引流（PTGD）可作为急性胆管炎的初始胆道减压治疗方式。

（2）超声检查通常难以直接确诊胆管的细菌性炎症，可通过胆管扩张、胆道积气等证明存在胆道梗阻和（或）发现其他病因学证据（肿瘤、胆管结石、寄生虫等），临床表现（发热大于38℃，黄疸、腹痛）及实验室检查间接支持急性胆管炎的诊断。

第三节 >>> 胰腺

一、概述

胰脏是体内与消化道相连的较大腺体之一，具有内、外分泌功能，其外分泌部产生的胰液，经胰管排入到十二指肠。

从形态上讲，胰腺呈长棱柱形，它的长度差异较大，为12~25 cm，宽3~9 cm，厚1.5~3 cm，重70~100 g。

从位置上讲，胰腺都位于上腹部左季肋区的腹膜后间隙内，紧贴腹后壁，属于腹膜后器官。与第一、第二腰椎、同等的高度，并且横跨于一、二腰椎前方。几乎一半的胰头一般都会低于胰尾部。

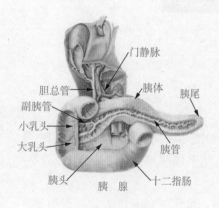
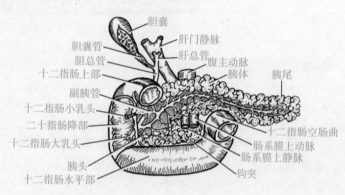

图 2-21　胰腺解剖图

胰腺大体上可分为胰头、胰颈、胰体、胰尾四部分，如图 2-21 所示。胰头是胰腺右侧端最大的部分，位于腹部中线偏右侧的十二指肠环内。胰头下部向左下方凸出成钩状，称为钩突。胆总管走行于胰头的背侧沟内，或穿行于胰头实质走向下方。肝固有动脉位于胰腺的上缘，胃十二指肠动脉走行于胰头的前部。颈部为胰头和胰体间的移行部，较为短而窄。其位于腹部中线偏右侧，前方与胃幽门部和十二指肠上部相邻。肠系膜上静脉走行于胰颈后面的浅沟内，与脾静脉汇合，形成门静脉主干。胰体部位于腹部正中线偏左侧，腹主动脉位于其后方，十二指肠空肠曲位于其下方。胰体后方无腹膜覆盖，从右到左直接与腹主动脉（AO）、肠系膜上动脉（SMA）起始部、左侧肾上腺（AG）、左肾血管和左肾上极等相邻。脾静脉位于胰腺后方、腹主动脉前方，而肠系膜上动脉位于二者之间。脾静脉在声像图上的清晰显示，对于胰腺的定位和分辨有着十分重要的作用。胰尾部为胰体向左侧延伸而形成，位于脾肾韧带内。因此，其解剖位置变异较大。胰尾一般可达脾门处，其后方与左肾上极和肾上腺相邻。脾静脉起自脾门，沿胰尾后方向右走行。脾动脉由胰体上缘斜行于胰尾前方，直达脾门处。胰管起自胰尾，向右横贯于胰体，但在胰头部会转向后下方达到钩突处，然后横行向右，通常与胆总管会合，并且经Vater 氏壶腹部共同或者单独开口于十二指肠降部的乳头。正常的主胰管的内径为 2～3 mm，随着年龄的增长管腔逐渐增粗，至老年期其甚至可达 6～7 mm。副胰管短小细，仅局限于胰头部，单独开口语十二指肠附近的小乳头。

胰腺的血液供应主要由腹腔动脉分支而来的胰十二指肠上、下动脉喝脾动脉的分支供应。其中只有胰十二指肠弓能在声像图被显示，它们行走于胰头与十二指肠之间的沟内，如图 2-22 所示。

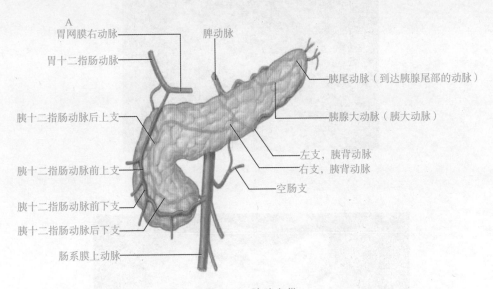

图 2-22　胰腺血供

二、急性胰腺炎（Acute pancreatitis）

（一）病理与临床

胰腺炎一般认为是由胰腺消化酶被激活后对胰腺组织自身消化所引起的急性化学性炎症。

急诊超声诊断技术与诊断基础

急性胰腺炎根据病理可分为：急性水肿性胰腺炎和急性出血性坏死性胰腺炎，然而急性水肿性胰腺炎可发展成为急性出血性坏死性胰腺炎。

急性胰腺炎发病时常有饮酒、饱食、高脂餐史或既往伴有胆石症发作史。

急性腹痛是急性胰腺炎最典型、最先出的症状，疼痛为持续性、逐渐加重性疼痛，右上腹绞痛、背部及腰部牵涉痛。实验室检查血清尿淀粉酶明显增高。

（二）超声表现

1. 急性水肿性胰腺炎

急性水肿性胰腺炎图（图 2-24）对比正常胰腺像图（图 2-23）有以下表现。

（1）胰腺轮廓清晰，形态饱满，弥漫性肿大。

（2）胰腺回声减低。

（3）胰腺周边及腹腔可见游离性积液。

（4）增大的胰腺使周围血管受压变形。

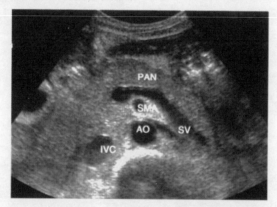

图 2-23　正常胰腺像图

PAN：胰腺；SMA：肠系膜上动脉；AO：腹主动脉；SV：脾静脉；IVC 下腔静脉

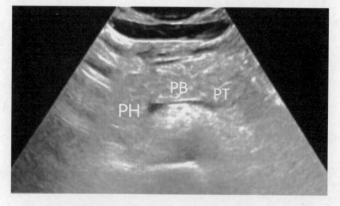

图 2-24　胰腺体积弥漫性肿大，轮廓清晰，实质回声减低

PH：胰头部；PB：胰体部；PT：胰尾部

2. 急性出血性坏死性胰腺炎

急性出血性坏死性胰腺炎图（图 2-25）对比正常胰腺有以下表现。

（1）胰腺轮廓模糊，形态不规则，边界不清。

（2）胰腺回声强弱不均匀，可有液化灶。

（3）胰腺外周包绕低回声带。

（4）胰腺假性囊肿形成。

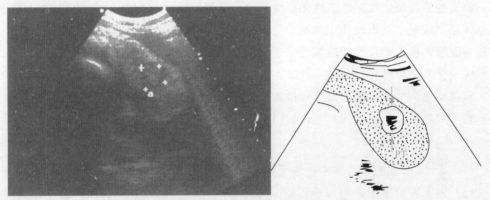

图 2-25　胰尾部体积增大，其内可见局灶性不均质低回声结节

注释：PT 为胰尾部　↑及↓为胰腺实质内坏死灶

（三）鉴别诊断

（1）胰腺肿瘤鉴别。胰腺肿瘤多单发，多为形态不规则的低回声包块，临床症状以渐进性无痛性黄疸为主要表现，与急性胰腺炎的典型症状明显不同。

（2）胃肠道穿孔鉴别。胃肠道穿孔可导致各腹腔脏器显示不清，疼痛部位也在上腹部，光靠超声图像表现有时难以鉴别，应当结合淀粉酶实验结果。

（四）要点及建议

（1）诊断时要密切结合临床，了解患者的临床症状和血、尿淀粉酶情况。早期胰腺炎或轻度胰腺炎，即使有淀粉酶增高，患者也可无明显症状或超声表现。

（2）怀疑急性胰腺炎时不适合大量饮水作透声窗来探查胰腺，如果胰腺显示不清的，应建议行 CT 检查。

（3）较严重的急性胰腺炎发展较快，可以小时为单位作短期复查。

（4）慢性胰腺炎急性发作时，声像图上主要是慢性胰腺炎的表现，但临床症状很明显，血、尿淀粉酶都会增高。

（5）暴饮暴食、大量饮酒、胆系结石等都是急性胰腺炎的诱发因素，在检查时要注意详细询问病史。

三、胰腺癌 (Pancreatic cancer)

(一) 病理与临床

胰腺癌以胰腺导管腺癌最为常见（80%～90%），其起源于胰腺导管上皮，胰腺导管癌几乎完全发生于成年人的肿瘤；从位置上可分为胰头癌和胰腺体尾部癌。

胰头癌的典型症状是渐进性无痛性黄疸，至晚期时才出现明显的上腹疼痛、压痛，胰腺体尾部癌则主要表现为上腹痛、上腹包块以及全身改变如恶病质、水肿。由于病情较为隐匿，患者多拖延至晚期才来就诊，而就诊的原因多为突然发现身目黄染、上腹包块或突发上腹疼痛、身体水肿。

胰腺癌超声检查可作为筛查性检查，可显示直径＞2 cm 的胰腺肿瘤。超声对胰尾部和较小胰腺肿瘤的敏感性较差，如图 2-26 和图 2-27 所示。

1. 直接征象

（1）于 2 cm 的胰腺癌肿瘤包块无明显特异性表现，且超声不易鉴别。

（2）随着肿瘤增大，内回声不均，可伴有钙化、液化，或呈高回声改变，边界不清，呈浸润性生长，形态不规则，后方回声衰减。

（3）头癌胰腺导管呈不同程度扩张，内壁平滑。

2. 间接征象

（1）胆管扩张。

（2）肿瘤占位效应明显，附近的正常组织结构（例如：血管、胆管、胃肠等）可见推移、挤压或变形。

（3）腺周边可见异常增大淋巴结回声。

3. CDFI

（1）胰腺癌血供极为稀疏，很少能检测出血流。

（2）有利于脾静脉与胰腺导管的鉴别。

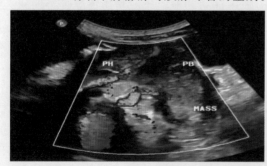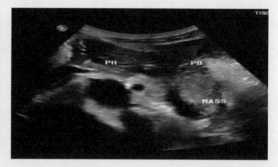

图 2-26　胰尾部可见局灶性不均质低回声结节

PH：胰头部；PB：胰体部；MASS：胰尾部肿块

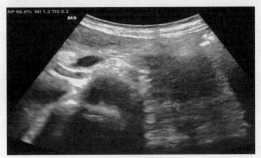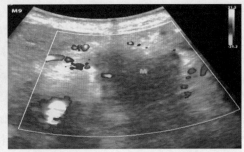

图 2-27 胰尾部可见局灶性低回声结节

箭头（↑）所示为肿块 M 为胰尾部肿块

（二）鉴别诊断

（1）与胰腺慢性炎性结节鉴别。后者常有急性胰腺炎病史，声像图上结节边界尚清，向周围胰腺实质的浸润感不明显。

（2）与胰腺良性肿瘤鉴别。胰腺良性肿瘤一般体积较小，临床无明显症状，或表现为内分泌症状，与胰腺癌的典型症状不同。

（3）与胰腺周围组织的肿块鉴别，尤其要与胆总管下段癌、壶腹部癌及腹膜后肿块鉴别。若胆系明显梗阻扩张，而胰管无扩张或扩张程度明显轻于胆系，则提示胆总管或壶腹部占位的可能。三者的显示率也不同，壶腹部占位一般较小且受肠气影响较大，需要特别仔细探查，才有可能找到似是而非的肿块，而胰头癌和胆总管下段癌常可清晰显示肿块。

（三）要点及建议

（1）2/3 的胰腺癌发生在胰头部，1/3 的胰腺癌发生在胰腺体尾部。两者的典型症状有所不同。

（2）虽然胰头癌典型的症状是渐进性无痛性黄疸，至晚期才出现明显腹痛、压痛，但据临床观察，腹痛、上腹不适、食欲减退、乏力、体重减轻等才是胰腺癌的初发症状，出现无痛性黄疸表示胆总管受压、受侵产生梗阻，病情已进入中晚期，但由于这些早期症状不典型，没有特异性，而且早期时程度较轻，因此绝大多数患者都未加留意甚至从未有任何自觉症状。

（3）有些患者到晚期时才来看病，全身脏器受累，组织水肿明显，体重可不减轻甚至有所增加。因此，询问患者近来有无明显的体重减轻，还应注意观察患者的身体状况，如观察到患者有明显的组织水肿、腹腔积液，则体重的绝对变化对病变的良恶性鉴别并无实际意义。

（4）胰头部较大的肿块，通常都可引起胰管、胆系的梗阻，在声像图上很难鉴别到底是胰头占位还是胆总管下段占位，此时在报告中宜写"胰头区域占位病变"，而不宜直接写"胰头占位病变"。

（5）在超声检查中，当病灶较大而该处脏器较小时，都存在着这种定位困难的情况，能鉴别则可，不能鉴别就不能随意将病变归属为某一脏器。

（6）早期胰腺癌是指肿瘤直径≤2 cm，局限于胰腺内，无胰腺外浸润和淋巴结转移者。早期胰腺癌手术切除率为90%～100%，5年生存率可达到70%～100%；进展期胰腺癌5年生存率多不超过5%，故胰腺癌早期诊断意义重大；且超声筛查发现胰腺的任何实质性占位病变，都应建议进一步检查。

四、胰腺破裂 （Rupture of panereas）

（一）病理与临床

胰腺破裂多由外伤引起，胰腺位于腹膜后，前有腹壁、胃和横结肠，背靠脊柱，因而不易受到损伤。据统计胰腺损伤占腹腔脏器损伤的1%～2%，因胰腺破裂后常并发胰瘘，胰液侵蚀性强，其病死率高达20%。近年来由于交通事故增多，胰腺外伤有增多的趋势。

损伤的原因常是由车把、汽车方向盘等撞击上腹部所致。若暴力直接作用于上腹中线，损伤常在胰的颈、体部；若暴力作用于脊柱左侧，则多伤在胰尾。腹部开放性火器贯通伤和锐器刺伤多伴有胰腺和其他脏器的合并伤。

胰腺损伤典型临床三联症：腹痛、血白细胞升高和血清淀粉酶升高。

（二）超声表现

（1）胰腺挫伤：早期超声表现常不明显，数小时后表现为胰腺实质内低回声区、混杂斑片样强回声或稍强回声区，边界不清，形态不规则，但是胰腺的完整性存在，胰腺周围多无液性暗区。

（2）胰腺撕裂伤表现为胰腺完整性中断，胰腺区出现低回声、强回声或不规则无回声暗区，可向胰腺外延伸。胰腺回声不均匀和胰腺周围积血、积液，如图2-28所示。

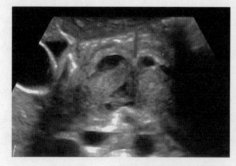 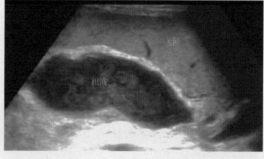

图2-28　横切面胰体尾部回声延续性中断，胰腺尾部可见大量不规则絮状积血

（三）鉴别诊断

声像图与急性胰腺炎、胰腺假性囊肿及胰腺囊腺瘤鉴别，可结合病史及实验室相关检查鉴别。

（四）要点及建议

（1）二维超声图像可清晰显示胰腺损伤程度、周围是否有积液。胰腺损伤后腹部气体较多，有时影响胰腺检查结果，需动态观察。

（2）胰腺假性囊肿也会发生破裂，这需要超声医生了解病史并作出相应诊断。

（3）CT扫描能显示胰腺轮廓是否完整及周围有无积血、积液，对胰腺损伤的诊断帮助较大。但生命体征不稳定者不可作此项检查。因此彩超检查非常关键。

（4）胰腺破裂易发生于胰颈及胰体；因其位于脊柱正前方，易受外力及脊柱夹击伤。

（5）胰腺破裂越来越容易发生于未成年人，特别是儿童。对于儿童中腹部外伤，因特别留意胰腺损伤。

第四节 >>> 脾

一、概述

脾是一个淋巴器官，色暗红、质软，受钝性暴力作用后易破裂、出血。脾的表面有致密的被膜包裹，被膜中含有弹性纤维和少量平滑肌，有时脾破裂可局限于被膜下，随着出血量的增加，胀破被膜，可引起突然的内出血。

脾的形态不一，可分为三角形（53.0%）、长圆形（42.5%）和圆形（4.5%）。三角形者均有结肠面，分三个缘（前缘、后缘和下缘）、三个角、四个面［膈面和脏面（包括肾面、胃面和结肠面）］；另两种类型没有结肠面，分两个缘、两个端、三个面（膈面、肾面和胃面），如图2-29所示。

脾的体积约为11 cm×7 cm×4 cm，重150～250 g。脾的膈面凸隆，紧贴膈；脏面（包括肾面、胃面和结肠面）凹陷，有脾的血管、淋巴和神经等出入处，称脾门，出入脾门的这些结构有腹膜包裹，统称脾蒂。行脾切除术时，处理脾蒂是手术的关键。

脾的上端称脾上极，略呈方形，脾的下端称脾下极，略尖。后缘较钝，前缘一般有1个～3个明显的切迹，当脾肿大时，该切迹可明显被触及，这是临床上鉴别左上腹肿物是否为增大脾的重要依据。

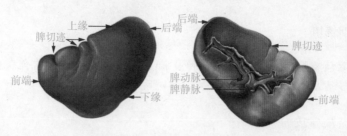

图 2-29　脾解剖图

脾位于左季肋部后外侧，其表面投影是：脾上极在左腋中线相当于第 9 肋高度，下极约在左腋前线第 11 肋处；脾的长轴与左侧第 10 肋平行。脾在腹腔内与膈、胃、横结肠脾曲、左肾及左肾上腺等相贴，其位置深在，正常情况下全部为肋弓所遮掩，不能扪及，若在肋缘下 3 cm 内扪及脾，则脾已增大至正常人的两倍。

脾在腹腔内与膈、胃、横结肠脾曲、胰腺、左肾及左肾上腺等相贴，其位置深在。除脾门外，脾的大部分被腹膜所覆盖。覆盖于脾的腹膜，在向周围其他结构延续时形成韧带。

胃脾韧带为脾上极及脾门至胃大弯侧的双层腹膜，此韧带的上部含有胃短动、静脉；下部含有胃网膜左动、静脉。脾肾韧带为左肾前面与脾门之间的腹膜，其内含有胰尾和脾动、静脉。膈脾韧带和脾结肠韧带有时不明显，内含小的血管支。膈结肠韧带为膈与结肠脾曲之间的腹膜，对脾有承托作用，但实际并非脾的韧带。

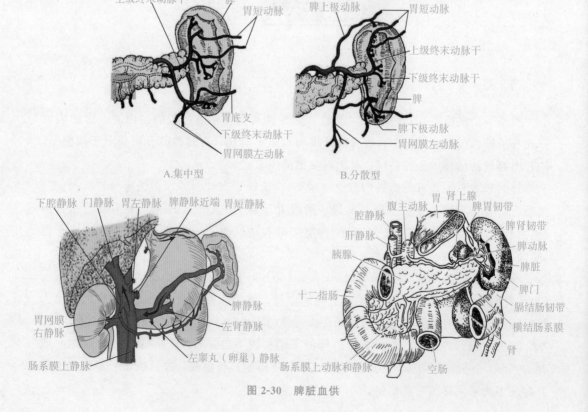

图 2-30　脾脏血供

脾动脉多起自腹腔干（98.98%），少数起自腹主动脉和肠系膜上动脉等处。其长度为 5.7～23.1 cm（平均 12.5 cm）。管径 4～10 mm，平均 6.5 mm。脾动脉发出后自右至左横行，沿胰腺上缘（偶尔埋于胰腺实质内）至胰尾附近行于胰尾的前上方，并于此处分为数个分支入脾门。脾动脉在行程中可发出左膈下动脉、胰背动脉、胃网膜左动脉及分布于贲门、食管和胰腺的小动脉支，如图 2-30 所示。

脾静脉由脾门处的 2 条～6 条（常见为 3 条）属支汇集而成，其汇集的部位与脾门的距离不一，平均 3.4 cm。脾静脉汇集成后，通过脾肾韧带，在脾动脉下方与胰腺后方右行，在胰颈后方与肠系膜上静脉汇合成门静脉。脾静脉长度为 5.7～10.0 cm，平均 9.6 cm。其行程中接受胃网膜左静脉、胃短静脉、胰腺的小静脉支及肠系膜下静脉。

二、脾脏破裂（Splenic rupture）

（一）病理与临床

腹部闭合性损伤中，脾破裂居于首位。脾破裂的部位最多见于脾外侧膈面；近脾门处的破裂尤为危险。脾破裂通常有明显的外伤史，自发性脾破裂相对少见。

（1）脾破裂可分为：

中央型破裂：脾实质的破裂，脾实质挫伤，脾实质内的单发或多发血肿。包膜下破裂；脾包膜下的血肿。真性脾破裂：脾损伤累积到脾包膜，引起脾周围血肿或游离性腹腔出血，此种类型较为严重，若持续性出血易导致失血性休克。

（2）脾破裂主要临床症状有：

左上腹疼痛、局部绞痛、腹膜刺激征、甚至失血性贫血及休克。

（二）超声表现

（1）中央型破裂（脾挫伤）：脾实质内回声不均，包膜完整光滑，实质内片状或团块状回声增强或强弱不均，代表新鲜血肿，此期超声表现与脾脏肿瘤类似，后期血肿机、吸收，回声减低甚至呈无回声区改变（图 2-31）。

（2）包膜下破裂：脾脏体积增大，包膜完整，包膜下可见"月牙形"无回声区或低回声区，脾实质受压移位（图 2-32）。

（3）真性脾破裂：脾包膜连续性中断，脾实质出现裂口与裂隙，严重时，脾脏失去正常形态和轮廓，边界模糊不清，内部回声杂乱，脾周及腹腔出现大量积液（图 2-33）。

（4）CDFI：脾挫伤及脾血肿内常无血流信号显示。

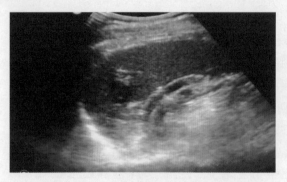
图 2-31 脾实质内片状不均质回声区

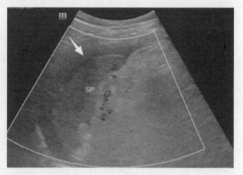
图 2-32 "月牙形"无回声区，
脾受压移位（如→所示）
注释：SP 脾脏

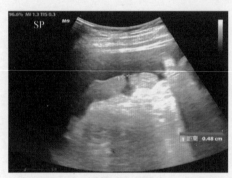
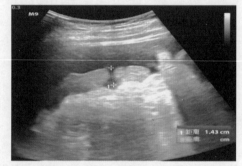
图 2-33 脾包膜连续性中断，脾实质出现裂口与裂隙，脾周及腹腔出现大量积液

（三）鉴别诊断

（1）脾梗死：多为楔形，底部宽，朝向包膜；常发生于肿瘤病史、导管手术或栓塞病史；CDFI 可见明显血流中断现象。

（2）脾结核：弥漫性粟粒样结核结节，可伴有钙化；常发生于体弱多病，免疫力差的老年患者，低热盗汗，结核抗体阳性；CDFI 可见少许血流信号显示。

（3）脾血管瘤：有高回声、低回声等情况，一般来说边界清，形态规则，有一定的肿块感，回声单一，无任何临床病史，大多体检发现。

（4）脾转移瘤：多呈低回声区，主要来源于肺癌、乳腺癌等，患者有原发病史和临床表现。

（三）要点及建议

（1）中央型破裂、包膜下破裂以上两种类型可转变为真性脾破裂。

（2）要注意迟发性脾破裂的存在。迟发性脾破裂是指外伤后并无症状，而在 48 小时以后突然出现腹腔内出血症状。据某些学者报道，迟发性脾破裂的延迟期可长达数天、数周、数月甚至两年。在写超声结论时，发现脾破裂的如实报告即可，未发现脾破裂征象的，最好写为"脾脏暂未见异常声像改变，如有不适随诊复查"，一个"暂"字，展现了超声医生动态的思维能力，也在一定程度上预防了临床争议、医疗差错。

（3）有一种很罕见的脾破裂是自发性脾破裂，可发生于用力屏气时、大便时，甚至可发生于自然安静状态下。

（4）特别危急的患者应首先采取相应的治疗，病情稳定后再行检查，如确需检查的，应有临床医生和护士随同，以免检查中发生意外。

（5）必要时应行床边多次动态复查。

第五节 >>> 腹部

一、概述

小肠包括十二指肠、空肠与回肠，起自胃幽门，终于进入盲肠的回盲部。十二指肠形似 C 行，全长约 25 cm，相当于本人十二根手指的指幅，因此而得名。成人的空回肠长度约 7 m，但在正常人体内由于肠管持续肌张力的存在，小肠长度明显缩短，测量时仅约 3 m。空肠的起始标志为十二指肠悬韧带。空肠约占全小肠的 40%，回肠占60%，二者间常无明显解剖学标志，如图 2-34 所示。

十二指肠（duodenum）是小肠的起部，长 20～25 cm（相当于十二个横指）。上端续于幽门，下端终于十二指肠空肠曲。全形呈 C 字形包绕着胰头。除始末两端外绝大部分为腹膜后位，在平第一腰椎与第三腰椎之间紧于腹后壁。可分为上部、降部、水平部和升部等四部。十二指肠上部自幽门向右并稍向上后行，达胆囊颈部长约 5 cm米。在与幽门相挡的起始段，除后面外其余均有腹膜被覆。而远侧段仅前方有腹膜遮盖。降部长约 7 cm，在胆囊颈下方（十二指肠上曲）续于上部，于第 1～3 腰椎右侧下行，至第 3 腰椎下缘转向左，移行于十二指肠水平部。水平部长 10～12 cm，横行向左，横过右输尿管、下腔静脉和第三腰椎体的前方，至腹主动脉前面移行于升部。升部仅长 2～3 cm，起始后沿脊柱左侧上升至第二腰椎左缘，急转向前下形成十二指肠空肠曲续于空肠。

空肠及回肠占据结肠下区的大部分，两者间无明显分界，近侧的 2/5 为空肠，盘曲于结肠下区的左上部；远侧的 3/5 为回肠，位于结肠下区的右下部。人体直立时，回肠袢可垂入盆腔。空、回肠均属腹膜内位器官，借肠系膜附着于腹后壁，总称系膜小肠。空肠管径一股约 4 cm，肠壁较厚，由于动脉供应丰富，颜色较红，黏膜环状皱襞多又高，黏膜内散在孤立淋巴滤泡，系膜内血管弓的级数和脂肪均较少；回肠管径一般约 3.5 cm，肠壁较空肠略薄，血管较少而颜色稍白，黏膜环状皱襞少又低，黏膜内除有孤立淋巴滤泡外，还有集合淋巴滤泡，系膜内血管弓级数较多，脂肪较丰富。

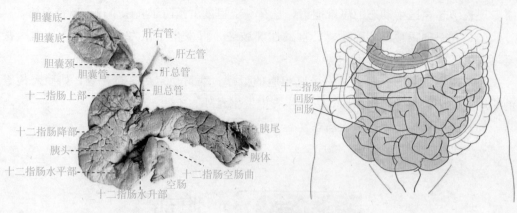

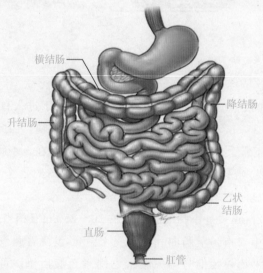

图 2-34 肠管解剖

大肠，分为盲肠、阑尾、结肠、直肠和肛管，是对食物残渣中的水液进行吸收，而食物残渣自身形成粪便并有度排出的脏器。是人体消化系统的重要组成部分，为消化道的下段。大肠居于腹中，其上口在阑门处接小肠，其下端连接肛门。全程形似方框，围绕在空肠、回肠的周围。大肠在外形上与小肠有明显的不同，一般大肠口径较粗，肠壁较薄。

二、肠梗阻（Intestinal obstruction）

（一）病理与临床

肠梗阻的病理类型包括单纯性机械性肠梗阻、动力性肠梗阻和血运性肠梗阻。对于单纯性机械性肠梗阻，其早期，梗阻以上的肠管会因肠蠕动增加以克服肠内容物通过障碍，导致肠腔因液体和气体的积贮而膨胀。对于动力性肠梗阻，它主要是由于肠壁肌肉功能紊乱引起的。其中，麻痹性肠梗阻多继发于急性弥漫性腹膜炎、腹部大手术、腹膜后血肿和感染、电解质紊乱以及某些药物。痉挛性肠梗阻则可见于肠道功能紊乱、慢性铅中毒等情况。对于血运性肠梗阻，它主要是继发于肠系膜血管缺血性疾病，通常由于血管栓塞或血栓形成引起。肠梗阻的临床表现主要包括：腹痛、呕吐、腹胀及肛门停止排气、排便。

（二）超声表现

（1）肠管扩张：在超声检查中，可以看到肠管扩张，肠壁变薄，肠腔内有气体的强回声、液性无回声，还有肠内容物的杂乱光点、絮状物或者不规则团块。

（2）肠蠕动异常：机械性的肠梗阻，扩大肠腔的近端，肠蠕动增强而且频繁，伴有液气体的反流及漩涡。麻痹性肠梗阻的肠管淤张，肠蠕动减弱或者消失。

（3）腹腔积液：在超声检查中，有时可以看到腹腔内存在少量积液。

（4）肠壁水肿：肠梗阻时，肠壁可能发生水肿，在超声检查中，可以发现肠壁增厚，回声增强。

（5）气过水声：在超声检查中，可以发现气过水声，这是由于肠梗阻时，肠道内气体无法顺利排出，形成气过水声。

单纯性肠梗阻，管腔增宽，黏膜皱襞清晰，伴有水肿增厚，表现为"琴键"征或"鱼刺"征，如图2-35所示。

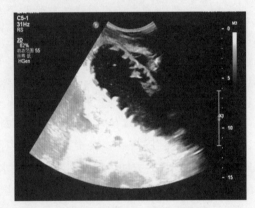

图 2-35　单纯性肠梗阻

麻痹性肠梗阻如图 2-36 所示。A 显示肠管明显扩张，呈"琴键"征或"鱼刺"征，B 显示腹腔少量积液。

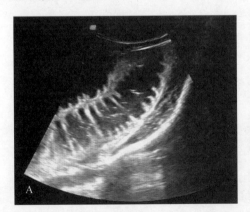

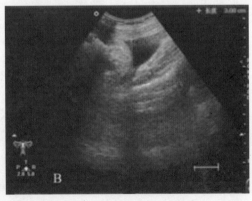

图 2-36　麻痹性肠梗阻

血肿性肠梗阻如图 2-37 所示。箭头示血肿，血肿旁肠管明显扩张。

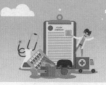

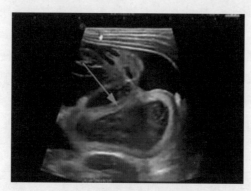

图 2-37　血肿性肠梗阻

（三）鉴别诊断

（1）急性胆囊炎、胆石症：急性胆囊炎的超声表现为胆囊增大，胆囊壁明显增厚，呈强回声，其间有弱回声带，重者呈多层弱回声带表现。而慢性胆囊炎时胆囊多缩小，胆囊壁增厚、钙化边缘毛糙，回声增强。胆石症的超声表现通常为胆囊内出现强回声团，随体位改变而移动，其后有声影。

（2）卵巢囊肿蒂扭转：卵巢逐渐增大，扭转的蒂呈漩涡状，呈"麻花样"，卵巢内血管破裂至瘤内出血，导致瘤体迅速增大，若动脉受阻，瘤体可发生坏死、破裂和感染。

（3）急性胰腺炎：急性胰腺炎的超声图像可能表现为胰腺弥漫性肿大，边界模糊，内部回声减弱，后方回声增强。对于急性水肿性胰腺炎，超声图上可以表现为胰腺轻度到中度的弥漫性肿大，且边缘比较光滑，境界比较清楚，内部回声减弱，后方回声增强，周围没有液性暗区。而对于急性出血坏死性胰腺炎，则表现为胰腺重度弥漫性肿大，边界模糊不清，且内部回声不均匀，周围也可以见到液性暗区，并且可以探到腹水。

（四）诊断要点及建议

肠梗阻超声诊断要点主要包括：

（1）寻找机械性肠梗阻的病因。机械性肠梗阻时，超声检查可以发现梗阻的病因，如肠道肿瘤、肠套叠、肠扭转等。

（2）判断肠管的扩张程度和积液量。超声检查可以判断肠管的扩张程度和积液量，从而评估肠梗阻的严重程度。

（3）寻找麻痹性肠梗阻的原因。麻痹性肠梗阻时，超声检查可以寻找原因，如腹腔内感染、腹膜炎症、低钾血症等。

建议如下：

（1）对于疑似肠梗阻的患者，应该及时进行超声检查，以明确诊断。

（2）超声检查可以判断肠梗阻的原因和严重程度，从而为治疗提供依据。

（3）在超声检查时，应该注意扫查技巧和观察要点，以提高诊断的准确率。

三、肠扭转（Volvulus）

（一）病理与临床

肠扭转可能是由于肠袢的系膜过长，或先天发育或粘连收缩，使得肠系膜根部附着腹膜处过于狭窄。肠扭转一般好发于小肠、横结肠、乙状结肠和活动度较大的盲肠。特别是有腹腔手术后粘连、梅克尔憩室（Merkel diverticulum，MD）、乙状结肠冗长、先天性中结肠旋转不全及游离盲肠等，解剖或病理改变的情况下，更易发生。小肠的扭转多见于青壮年。常有饱食后剧烈活动等诱发因素，发生与儿童者常于先天性肠旋转不良有关。表现为腹部绞痛，多在脐周围，常为持续性疼痛阵发性加重，腹痛常牵涉腰背部，病人往往不敢平卧，喜欢膝胸位或卷曲侧卧位；腹部可扪及压痛的扩张肠袢。肠扭转是造成结肠梗阻的第三大原因，仅次于癌性梗阻和炎性狭窄。盲肠扭转和乙状结肠扭转是最常见的两种肠扭转形式。（乙状）结肠扭转多见于老年人，常有便秘习惯的老年人更为多见。

（二）超声表现

不均质回声包块，边界清，内部回声紊乱，呈"旋涡状"，其内可见肠管样回声，呈螺旋样走行。CDFI：其内可见血流信号。发生小肠扭转时，由于扭转以系膜为轴，肠系膜上动脉与肠系膜上静脉及系膜共同发生扭转，可见肠系膜上动脉、静脉位置的改变。

肠扭转上腹部横切面示腹主动脉前方不均质回声包块，血管及网膜组织结构紊乱，呈团块状，顺时针扭转（红色箭头示），如图 2-38 所示。

肠扭转可见肠系膜上动脉伴随网膜走行，呈螺旋状扭转，位于腹主动脉右侧，如图 2-39 所示。

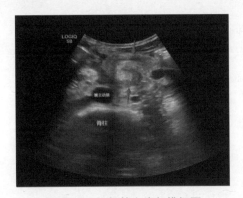

图 2-38　肠扭转上腹部横切面
示腹主动脉前方不均质回声包块

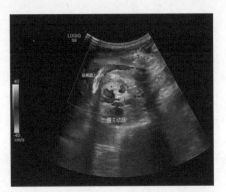

图 2-39　肠扭转可见肠系膜上动脉
伴随网膜走行，呈螺旋状扭转

肠系膜上动脉与肠系膜上静脉正常解剖关系如图 2-40 所示。

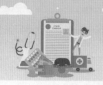

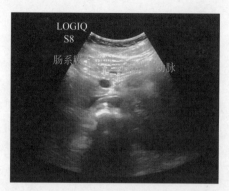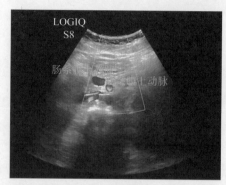

图 2-40　肠系膜上动脉与肠系膜上静脉正常解剖关系图

（三）鉴别诊断

（1）肠套叠：肠扭转有时也可以出现与肠套叠短轴上的"同心圆"改变，但并不出现类似肠套叠长轴上的"套筒征"征象。肠套叠不会出现螺旋状血管回声。

（2）腹内疝：主要表现为肠管扩张，肠管位置发生改变，疝入肠管的表现为平行线样多层结构，远端可见被挤压的肠管，有纠集现象，肠管也缺乏血流征象。

（四）诊断要点及建议

肠扭转可导致肠系膜上动脉与肠系膜上静脉及系膜共同发生扭转，可见肠系膜上动脉、静脉位置的改变。面对剧烈腹痛的患者，除常规能想象到的腹部疾病超声，还要警惕肠扭转可能，特别是新生儿。

四、肠套叠（intussusception）

（一）病理与临床

肠套叠的发病原因尚不完全清楚，但目前可分为原发性和继发性两大类。

（1）原发性（急性）肠套叠：可能与小儿胃肠功能发育不健全、饮食改变（如添加辅食时间过早、早期添加量过大）、肠道感染等多种原因有关。

（2）继发性（慢性）肠套叠：多见于3岁以上儿童，多有明显的机械因素，如梅克尔憩室、腹型过敏性紫癜、肿瘤、肠息肉、肠重复畸形等。

肠套叠的临床表现主要包括腹痛、呕吐、腹胀、腹部腊肠样包块、排果酱样大便或血性大便等。

（二）超声表现

肠套叠的超声表现主要包括腹部出现界限清楚的混合回声包块，横切面呈现出大环套小环的"同心圆征"或"靶环征"，多数为偏心同心圆。在纵切面上，表现为高低回声交叉的"套筒征"，结构之间呈现为平行状。

肠套叠，黑色箭头所示为水肿的鞘部。白色箭头所示为套入部，套入部内可见淋巴结和脂肪样高回声，如图 2-41 所示。

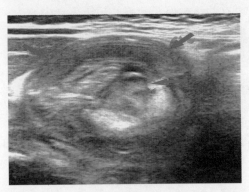

图 2-41　肠套叠

长轴切面呈"套筒征"或"假肾征"，短轴切面可见"同心圆征"或"靶环征"，如图 2-42 所示。

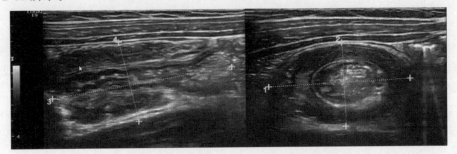

图 2-42　肠套叠的长轴切面和短轴切面

切面可见"同心圆征"或"靶环征"，肠壁血流信号增多，如图 2-43 所示。

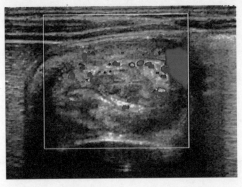

图 2-43　切面可见"同心圆征"或"靶环征"，肠壁血流信号增多

（三）鉴别诊断

（1）肠梗阻：肠梗阻的超声表现主要为"马蹄形"或"半圆形"低回声肿块，这

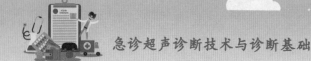

是由于肠梗阻的近端肠管扩张，在超声下呈现出特殊的影像。

（2）肠道肿瘤：虽然肠道肿瘤和肠套叠都有可能表现出肠道的异常，但肠道肿瘤的超声表现通常为肠道内有肿块，而肠套叠的超声表现主要为同心圆征象或靶环征象。另外，肠道肿瘤的肿块通常不会因为体位的改变而发生位置的变化，而肠套叠在体位改变时，肿块的位置也可能会发生改变。

（四）诊断要点及建议

（1）横切面呈"同心圆"或"靶环"征，纵切面呈"套筒"征。

（2）套入部和鞘部肠壁的动态变化及套入部被卡压的肠管内有无血运障碍。

（3）对于疑似肠套叠的患者，应结合临床表现、实验室检查和其他影像学检查结果进行综合判断。

五、腹股沟疝（Inguinal hernia）

（一）病理与临床

1. 病因

腹股沟疝的病因主要包括两个方面：腹壁强度降低和腹内压增高。腹壁强度降低通常是由于某些组织穿过腹壁的部位发育不全、腹壁外伤及感染、老年等原因引起的。腹内压增高则通常是由于慢性咳嗽、便秘、排尿困难、腹水、妊娠、啼哭、搬运重物、举重等因素引起的。

2. 分类

腹股沟疝通常分为易复性疝、难复性疝、嵌顿性疝和绞窄性疝四种类型。

（1）易复性疝是指疝内容物很容易回纳入腹腔，无明显临床症状。

（2）难复性疝是指疝内容物不能回纳或不能完全回纳入腹腔，尚有消化不良和便秘等，不引起严重症状。

（3）嵌顿性疝是指疝囊颈小而腹内压突然增大，疝囊颈将内容物卡住，疝内容物不能回纳。临床特点为疝块突然增大，并伴有明显疼痛，平卧或用手推送肿块不能回纳，如不及时处理，终将成为绞窄性疝。

（4）绞窄性疝是指肠管嵌顿不能及时解除，肠壁及系膜受压情况不断加重使动脉血流减少，致完全阻断。临床表现为呈持续性剧烈腹痛，呕吐频繁，呕吐物含咖啡样血液或出现血便；腹部体征呈不对称腹胀，有腹膜刺激征，肠鸣音减弱或消失；腹腔穿刺或灌洗为血性积液。

（二）超声表现

（1）肠管突出：在超声检查中，可以发现肠管从腹股沟管突出，形成肿块。

（2）疝囊：疝囊是腹股沟疝的重要超声表现，它是一个双层结构的囊袋，内层为腹膜，外层为腹股沟管后壁。在超声检查中，可以发现疝囊的存在。

（3）嵌顿和绞窄：嵌顿是指肠管被卡在疝囊中无法回纳，绞窄是指嵌顿时间过长导致肠管缺血坏死。超声检查可以发现嵌顿和绞窄的征象，如肠壁增厚、肠腔扩张、肠内容物减少等。

（4）血流信号：在超声检查中，可以通过彩色多普勒血流显像观察疝内容物的血流情况。如果疝内容物出现血流信号减少或消失，提示存在嵌顿或绞窄的可能性。

腹股沟管解剖示图如图 2-44（a）所示：以深环为起点，腹股沟管的走向由外向内、由上向下、由深向浅斜行。腹壁下动脉、腹直肌外侧缘和腹股沟韧带内侧半所围成的三角形区域，称为直疝三角，如图 2-44（b）所示。

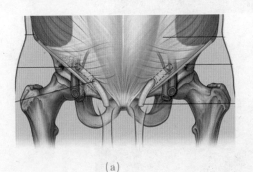
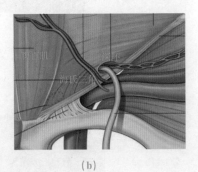

(a)　　　　　　　　　　　　(b)

图 2-44　腹股沟管解剖示图

腹股沟斜疝如图 2-45（a）所示，疝囊经过腹壁下动脉外侧的腹股沟管深环（内环）突出，向下、向内、向前斜行经过腹股沟管，再穿出腹股沟浅环，并进入阴囊。腹股沟直疝如图 2-45（b）所示，疝囊经过腹壁下动脉内侧的直疝三角区（海氏三角），直接由后向前突出，不经过内环也不进入阴囊。

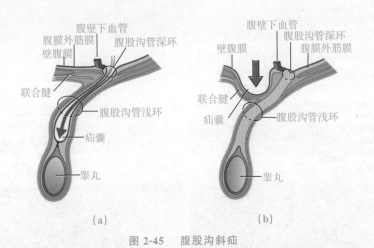

(a)　　　　　　　　　　　　(b)

图 2-45　腹股沟斜疝

（右侧斜疝）腹股沟管长轴切面声像图如图 2-46 所示：IIR 深环、IC 腹股沟管、SC 精索、IEA 腹壁下动脉，游标示疝囊。疝囊颈（深环）在腹壁下动脉的外侧，腹股

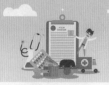

沟管（疝囊）位于腹壁下动脉的前方。

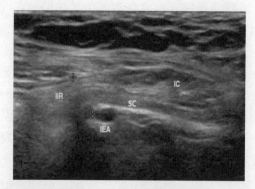

图 2-46　（右侧斜疝）腹股沟管长轴切面声像图

正常腹股沟管长轴切面图如图 2-47 所示：SC 精索，IEA 腹壁下动脉，游标示深环。

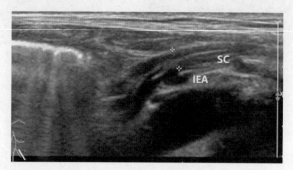

图 2-47　正常腹股沟管长轴切面图

左侧腹股沟直疝。矢状位扫查。左侧为内侧。屏气增加腹压之前所示的腹壁下动脉（弯箭头）和腹膜脂肪纹（直箭头），如图 2-48（a）所示。屏气增加腹压（Valsava maneuver），可见直疝（直箭头），变性的腹膜反折，伴有朝向探头方向的运动。疝位于腹壁下动脉（弯箭头）的内侧，如图 2-48（b）所示。注意疝（更靠近探头）在屏气增加腹压时比腹壁下动脉更表浅。

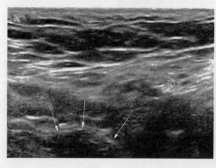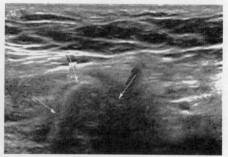

(a)　　　　　　　　(b)

图 2-48　左侧腹股沟直疝，矢状位扫查，左侧为内侧

（三）鉴别诊断

（1）肠套叠：肠套叠是指肠的一段套入其相连的肠管腔内，多见于婴幼儿，常表现为腹部阵发性绞痛、呕吐、便血和腹部包块。超声表现为横断面呈"同心圆"征，纵切面呈"套筒"征。需注意与腹股沟疝鉴别。

（2）急性阑尾炎：急性阑尾炎常表现为转移性右下腹痛、发热、恶心呕吐等症状，超声可见阑尾肿胀、增粗，呈低回声。需注意与右侧腹股沟疝鉴别。

（3）右侧输尿管结石：右侧输尿管结石常表现为右侧腰部疼痛，可放射至腹股沟、会阴部，超声可见输尿管扩张、结石影。需注意与左侧腹股沟疝鉴别。

（4）肿瘤转移性淋巴结：肿瘤转移性淋巴结常表现为无痛性淋巴结肿大，超声可见淋巴结结构破坏、皮质增厚、髓质变窄等征象。需注意与腹股沟疝鉴别。

（5）其他腹部疾病：如卵巢囊肿蒂扭转、急性胰腺炎等，也可引起腹痛、腹部包块等症状，需注意与腹股沟疝鉴别。

（四）诊断要点及建议

腹股沟疝超声诊断要点包括：

（1）确定疝内容物：疝内容物多为肠管、大网膜等，应注意鉴别。

（2）判断疝囊类型：疝囊是腹股沟疝的重要超声表现，它是一个双层结构的囊袋，内层为腹膜，外层为腹股沟管后壁。超声检查可以确定疝囊的类型，如直疝、股疝等。

（3）判断嵌顿和绞窄：嵌顿是指肠管被卡在疝囊中无法回纳，绞窄是指嵌顿时间过长导致肠管缺血坏死。超声检查可以发现嵌顿和绞窄的征象，如肠壁增厚、肠腔扩张、肠内容物减少等。

（4）测量疝囊大小：超声检查可以测量疝囊的大小，评估病情的严重程度。

（5）判断疝囊与周围组织的关系：超声检查可以判断疝囊与周围组织的关系，如是否与腹股沟韧带、髂血管等相邻。

建议如下：

（1）对于疑似腹股沟疝的患者，应结合临床表现、实验室检查和其他影像学检查结果进行综合判断。

（2）对于确诊的腹股沟疝患者，手术治疗是常用的治疗方法。

（3）在进行手术治疗前，建议进行超声检查以进一步评估病情，确定手术方案。

六、急性阑尾炎 （Acute appendicitis）

（一）病理与临床

急性阑尾炎的病理类型包括急性单纯性阑尾炎、急性蜂窝织性阑尾炎和急性坏疽性阑尾炎。急性单纯性阑尾炎，是早期的阑尾炎，病变以阑尾黏膜或黏膜下层较重。

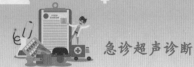

阑尾轻度肿胀，浆膜面充血，失去正常光泽。急性蜂窝织性阑尾炎，或称急性化脓性阑尾炎，常由单纯性阑尾炎发展而来。阑尾显著肿胀，浆膜高度充血，表面可见脓苔。急性坏疽性阑尾炎，属重型的阑尾炎。阑尾因内腔阻塞，积脓，腔内压力增高及阑尾系膜静脉受炎症波及而发生血栓性静脉炎等，均可引起阑尾壁血液循环障碍而发生坏死。此时阑尾呈暗红色或黑色，常导致穿孔，引起弥漫性腹膜炎或阑尾周围脓肿。典型的急性阑尾炎初期有上腹痛，逐渐发展为脐周围，几个小时后，腹痛出现了明显的转移，并固定于右下腹。初期可能会出现厌食、恶心、呕吐等胃肠道症状。盆腔位阑尾炎或阑尾坏疽穿孔可有排便次数增多弥漫性腹膜炎可有腹胀，排气排便减少。

（二）超声表现

（1）急性阑尾炎的阑尾部位通常会出现肿胀现象，阑尾的直径会增大，阑尾壁增厚，回声增强。纵切面呈腊肠样，横切面为圆形。

（2）急性阑尾炎时，周围的炎症浸润和水肿可能会引起回声不均匀和低回声区域。

（3）急性阑尾炎时，彩色多普勒超声可能显示阑尾壁的血流信号增加。

单纯性阑尾炎（图 2-49），右下腹阑尾解剖区查见管状弱回声，范围约 3.0 cm×0.88 cm，周围组织回声增强，CDFI 边壁可见点状血流信号。

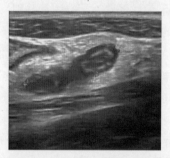
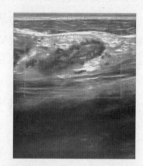

图 2-49　单纯性阑尾炎

急性化脓性阑尾炎（图 2-50），阑尾蚯蚓状中度肿大，管腔扩张，腔内可见积脓暗区，内有散在片絮状光点，伴粪石者可见强光团，其周围可伴少量渗出液无回声暗区。

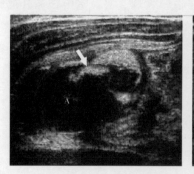
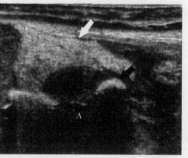

图 2-50　急性化脓性阑尾炎

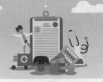

复杂性阑尾炎伴穿孔，图 2-51 所示为阑尾纵轴切面声像图，可见阑尾黏膜下层强回声局部消失（箭头所示），ABS 为穿孔导致的周围小脓肿。

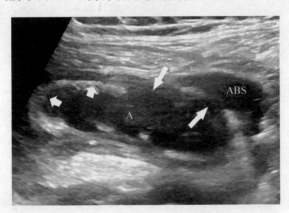

图 2-51　复杂性阑尾炎伴穿孔

（三）鉴别诊断

（1）右侧输尿管结石：右侧输尿管结石的超声表现为输尿管扩张，在输尿管内可见强回声光团，后方伴声影。

（2）右侧附件区炎性肿块：右侧附件区炎性肿块的超声表现为附件区低回声或囊性包块，边界不清晰，形态不规则。

（3）右侧卵巢囊肿蒂扭转：右侧卵巢囊肿蒂扭转的超声表现为附件区囊性包块，囊壁增厚，囊内充满液性暗区，蒂部回声增强。

（4）右侧输卵管妊娠破裂：右侧输卵管妊娠破裂的超声表现为附件区混合回声包块，边界不清，形态不规则，内部回声不均匀。

（四）诊断要点及建议

（1）选择合适的探头和频率：使用高频探头和合适的频率可以更好地显示阑尾的结构和病变情况。

（2）超声检查时需要了解患者的病史、体格检查和其他必要的辅助检查结果，以便更准确地诊断急性阑尾炎。

（3）需要与右侧输尿管结石、右侧附件区炎性肿块、右侧卵巢囊肿蒂扭转和右侧输卵管妊娠破裂等病变进行鉴别诊断，以避免误诊和漏诊。

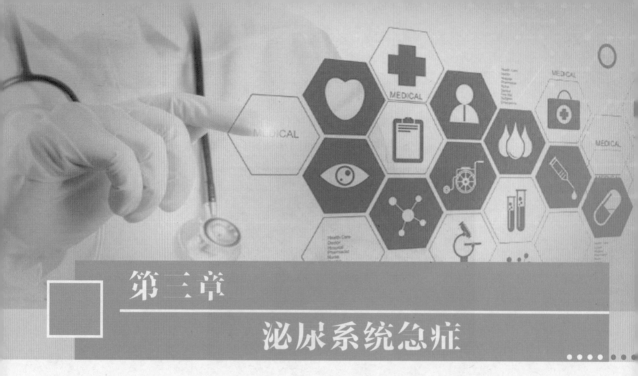

第三章

泌尿系统急症

第一节 >>> 概述

泌尿系统（urinary system）由肾、输尿管、膀胱及尿道组成（图 3-1）。泌尿系统的主要功能是排出机体在新陈代谢中所产生能溶于水的废物（如尿素、尿酸、肌酐）和多余的水和某些无机盐类等。肾是产生尿液的器官，尿液经输尿管输送到膀胱暂时储存，当尿液达到一定量后，在神经系统的调节下，经尿道排出体外，输尿管、膀胱及尿道为排尿管道。

肾（图 3-2）是成对的实质性器官，肾的大小因人而异，一般女性肾略小于男性。正常成人肾的长度为 9.0~12.0 cm，宽度为 5.0~7.0 cm，厚度为 3.0~5.0 cm。在矢状面上，双肾长轴向外下倾斜呈正"八"字形。一般左肾上端平第 11 胸椎体下缘，下端平第 2 腰椎体下缘；右肾由于受肝的影响比左肾低，即右肾上端平第 12 胸椎体上缘，下端平第 3 腰椎体上缘。肾的表面由内向外包有纤维囊、脂肪囊和肾筋膜三层被膜构成。在肾的冠状切面上，肾实质分为外部的肾皮质和内部的肾髓质。肾实质厚1.5~2.5 cm，皮质厚 0.5~0.7 cm。肾髓质由 8~15 个锥体组成，锥体底部朝向实质，尖端指向肾窦，称为肾乳头。肾窦内有动静脉分支、肾大盏、肾小盏、肾盂及脂肪组织。肾盂是输尿管上段膨大部分，呈扁平漏斗状，在肾窦内向肾实质展开，形成 2~3个大盏和 8~12 个小盏。

肾动脉起自腹主动脉，水平走向两肾并分 4~5 支进入肾内。肾动脉分为段动脉、大叶间动脉、弓状动脉和小叶间动脉。右肾动脉经过下腔静脉的后方。肾静脉始于肾门，由 3~5 支汇合而成。左侧肾静脉稍长，需经过肠系膜上动脉和腹主动脉的夹角。

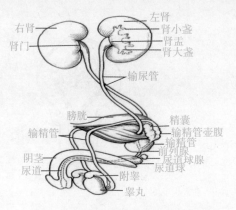

图 3-1 男性泌尿系解剖示意图

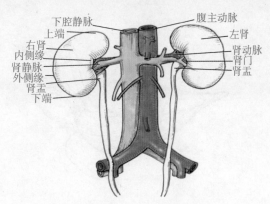

图 3-2 肾的形态

在声像图上，肾纵切面呈椭圆形或扁卵圆形，包膜清晰、光滑。皮质呈中低回声，略低于肝实质回声。髓质呈弱回声，有时近似无回声。肾窦呈不均质强回声。肾皮质和锥体间偶可见短线状或点状高回声～强回声，为弓状血管的回声。

输尿管由肾盂移行而来，起自肾门，终于膀胱三角区两端的输尿管开口，在腹膜后沿腰大肌下行，全长为 25～30 cm。输尿管的行程与分段：输尿管根据行程分为腹段、盆段和壁内段等三段。腹段自肾盂下端起始后，沿腰大肌前面下行，达小骨盆入口处，跨越髂血管进入盆段，壁内段为输尿管斜穿膀胱壁的部分，以输尿管口开口于膀胱内面。输尿管全程有三处生理性狭窄：肾盂与输尿管移行处、输尿管跨过髂血管处、膀胱壁内段。这些狭窄处是输尿管结石易滞留的部位。

输尿管上段应以俯卧位经背部探查，辅以仰卧位经侧腰部探查。输尿管中段应以仰卧位经腹部探查，以侧卧位经腹部探查。输尿管下段应以仰卧位经腹部探查。全程中～重度扩张的输尿管，可采取仰卧位经腹部探查。输尿管末端略向膀胱内突起，有时可观察到喷尿现象，表现为间歇性喷发的光点，呈焰火状。少数输尿管末端薄弱者，喷尿时可鼓胀呈囊状，不喷尿时又恢复管状形态。

膀胱（图 3-3）位于小骨盆前部，尿道上方，是储存尿液的囊状肌性器官。膀胱由肌层、黏膜下层、黏膜层构成，表面被覆疏松结缔组织。膀胱空虚时，呈三棱锥体形，可分为尖、底、体、颈四部分。膀胱的最下部称膀胱颈，以尿道内口与尿道相接。膀胱的平均容量，一般正常成人为 300～500 ml，最大容量可达 800 ml。新生儿膀胱容量约为成人的 1/10。老年人由于膀胱肌的紧张力降低，故容积增大。女性膀胱容量较男性为小。充盈时膀胱壁厚约 0.1 cm，排空后膀胱壁厚约 0.3 cm。膀胱一般取仰卧位经腹检查，必要时可经直肠检查。

尿道是从膀胱通向体外的管道。男性尿道细长，起自膀胱的尿道内口，止于尿道外口，行程中通过前列腺部、膜部和阴茎海绵体部。女性尿道（图 3-4）粗而短，起于尿道内口，经阴道前方，开口于阴道前庭。

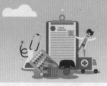

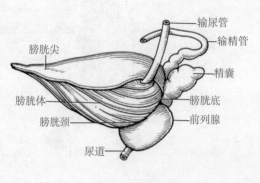

图 3-3　膀胱形态

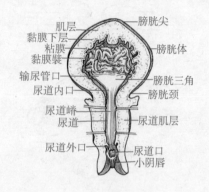

图 3-4　女性尿道

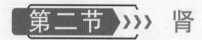

肾

一、肾积水

（一）病理与临床

由于泌尿系统任意部位的梗阻导致肾盂肾盏扩张，尿液潴留，统称为肾积水。如果潴留的尿液发生感染，则称为感染性肾积水；当肾组织因感染而坏死失去功能时，肾盂充满脓液，则可称为肾积脓或脓肾。

泌尿系统及其相邻各种病变引起尿流梗阻，最终都可能造成肾积水。由于梗阻原发病因、部位和程度的差异，病人的临床表现各不相同。先天性病变，如肾盂输尿管连接部狭窄，后尿道瓣膜狭窄等引起的肾积水，发展缓慢，可长期无明显症状或触及腹部肿块。泌尿系的结石、肿瘤、炎症和结核所引起的继发性肾积水，临床表现主要为原发性的症状和体征，很少表现肾积水的症状，通常在急骤起病伴完全梗阻，例如肾或输尿管结石嵌顿出现肾绞痛时而被发现。继发性肾积水合并感染时，常表现为原发病症状加重。肾积水有时呈间歇性发作，称为间歇性肾积水，多见于输尿管梗阻。长时间梗阻所引起的肾积水，终将导致肾功能逐渐减退。双侧肾或孤立肾完全梗阻时可发生无尿，以致肾衰竭。

需要注意的是，正常妊娠期间常有轻度肾、输尿管积水。除妊娠子宫压迫输尿管外，妊娠期分泌的黄体酮引起肾盂输尿管肌松弛也是导致肾积水的原因。这种肾积水是一种生理状态，由于解剖关系，几乎都发生在右侧。

（二）超声表现

目前文献报道肾积水分级标准方式有很多，大部分按肾盂、肾盏扩张程度及肾外形和肾实质的萎缩程度分为三度。

（1）轻度肾积水（Ⅰ度）：肾外形和肾实质无改变。肾窦部出现窄带状或扁卵圆形无回声区，宽度10～15 mm；冠状扫查可见肾盂轮廓较正常更加饱满，肾盏包括肾小盏有轻度扩张，肾锥体顶端穹窿变浅（图3-5）。

（2）中度肾积水（Ⅱ度）：肾体积轻度增大，但超声测量变化不够显著。冠状扫查显示肾窦区典型的手套状或烟斗状无回声区。肾盂肾盏皆有显著扩张；肾小盏的终末端和肾锥体顶端的轮廓变平（图3-6）。

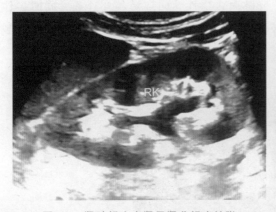
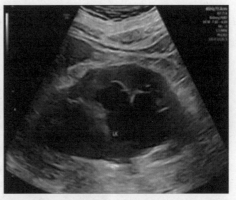

图3-5 肾脏轻度水肾盂肾盏轻度扩张　　　图3-6 肾脏中度积水肾窦区呈手套状无回声

（3）重度积水（Ⅲ度）：肾体积明显增大，可伴有肾外形异常。肾窦区强回声被显著扩张囊状无回声区所代替，其周边呈花边状或椭圆形，有的切面呈多房囊状似调色碟状。肾实质明显受压，不同程度变薄（图3-7）。

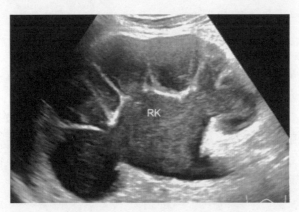

图3-7 肾脏重度积水伴感染，肾实质明显受压

（4）囊肿型肾积水：若某一肾大盏或肾小盏阻塞，可形成囊肿型肾积水，在肾窦的某一部位出现不规则的无回声暗区。

（三）鉴别诊断

（1）肾盂生理性扩张：常见引起生理性肾盂扩张有大量饮水后膀胱过度充盈、利尿剂等药物作用、妊娠期子宫压迫输尿管等。此时在超声图像上能见到双侧集合系统分离在 1.5 cm 以内，肾脏无饱满感，诱因去除后肾积水即可逐渐解除，结合病史鉴别不难。

（2）肾盂旁囊肿：肾盂旁囊肿为肾的淋巴管囊，呈圆形无回声区，位于肾窦内部，可伴有肾盂积水。肾盏积水位于肾窦回声的边缘部位。

（3）多囊肾：重度肾积水多为单侧，肾脏内多房性无回声区相互连通，同时多伴有输尿管扩张；多囊肾为双侧，肾内为彼此互不交通无回声区，另外多囊肾常伴有多囊肝、多囊脾。

多囊肾伴结石，肾内多发圆形无回声，彼此不相通，如图 3-8 所示。

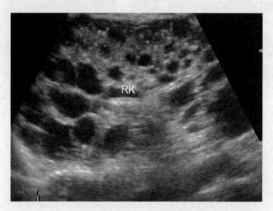

图 3-8　多囊肾伴结石，肾内多发圆形无回声

（四）要点与建议

超声报告应详细描述肾盂、肾盏、输尿管有无积水与积水程度、肾实质和肾血流供应情况。

肾积水仅仅是一个病理表现，并不能提示确切的病因。超声检查有必要寻找其他临床原因而不只局限于肾结石。单侧肾积水的梗阻部位必然在上尿路。双侧肾积水的梗阻部位可在上尿路，也可在下尿路，包括膀胱与前列腺。梗阻原因也可能由相邻肠道、子宫、卵巢的肿瘤或者脓肿压迫输尿管所致。

二、肾脓肿（Kidney abscess）

（一）病理与临床

肾脓肿多数是急性肾盂肾炎未得到治疗或治疗不当的后果，或者是血源性感染所致。肾实质脓肿多数为单一病灶，也可以是数个病灶同时出现。开始为局灶性肾炎浸润，若再继续发展，病灶互相融和，则形成多数脓腔，终致肾实质广泛破坏，整个肾成为脓性囊腔，临床称之为脓肾。脓肿形成处与肾周围组织粘连，使肾活动受限。本病除发热、寒战等感染症状外，腰痛较剧烈，肾区明显压痛和叩击痛，部分病人可出现明显的脓尿，腰部可能肿胀，可扪及腰部肿块。

肾实质脓肿的一种罕见类型为感染病灶内产生大量气体。有人称其为气肿型肾盂肾炎。多见于女性，约90％发生于糖尿病患者，多数有梗阻因素。可能与病人严重免疫力低下和感染肾血供障碍有关。致病菌仍然以大肠埃希菌为主，少数为克雷伯杆菌等其他菌种。本病病情凶险，病死率较高。

（二）超声表现

肾内局部出现低回声区，可与周围组织粘连，肾活动受限，边界模糊不清，病灶局部向肾包膜外隆起后期肾体积增大，局部可向外隆起。

肾脓肿液化后，形成无回声液性区，边界清，形态欠规则。当肾脓肿治疗后，无回声区又转为低回声区，并逐步消散，如图3-9所示。

气肿型肾盂肾炎除有肾脓肿的声像图表现外，病灶内出现线形、条状或团状强回声，随体位改变而变动，后方可有声影或"混响"回声，如图3-10所示。

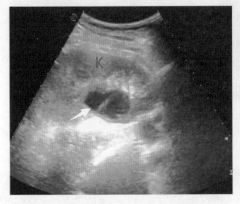
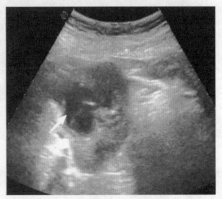

图 3-9 肾脓肿液化后，形成无回声　　　图 3-10 气肿型肾盂肾炎
液性区，边界清，形态欠规则　　　　　病灶内出现团状强回声

肾脏大小形态正常，包膜光整，于肾下极内可见不规则无回声团区，边界不清，边缘不规则，周边可见稍高回声带环绕，内部回声透声差。肾脏体积增大，右肾集合

系统内、肾实质内见强回声团伴后方"不干净"声影（白色箭头所示），如图 3-11 所示。

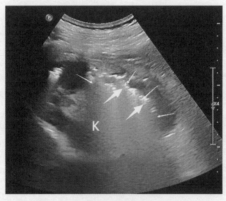

图 3-11   右肾集合系统内、肾实质内见强回声团伴后方"不干净"声 影

（三）鉴别诊断

（1）肾周围脓肿：肾周围脓肿表现为肾脂肪囊明显扩大或局限性膨大，呈低回声、无回声或低－无混合回声，包绕着肾实质，而肾胜大小形态无明显改变。肾周脓肿矢切图如图 3-12 所示，肾周囊肿横切图如图 3-13 所示。

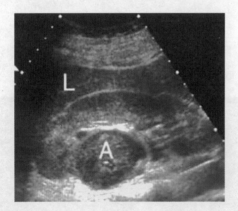
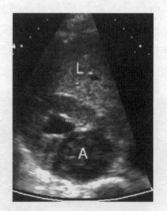

图 3-12   肾周脓肿矢切图   图 3-13   肾周囊肿横切图

接近肾脏上极区域脓肿显示边界清楚的低回声病变（A）。

（2）肾实性肿瘤：肾肿瘤体积较小时，不会引起肾活动受限，肿瘤边界较清楚，内部回声多不均匀；多数肿瘤向肾包膜外突出，侵及包膜时肾脏轮廓线中断，CDFI 显示肿瘤内及周边部可见血流信号。

肾脏下极内可见低回声区，边界尚清，形态不规则，如图 3-14 所示；CDFI：脏内低回声区内可见星点状血流信号，如图 3-15 所示。

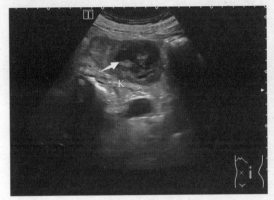
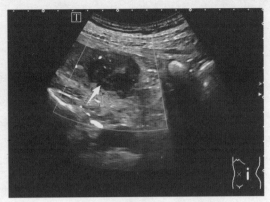

图 3-14　肾脏下极内可见低回声区，　　　图 3-15　脏内低回声区内可见
　　　边界尚清，形态不规则　　　　　　　　　星点状血流信号

（3）肾囊肿合并感染：病人出现感染性症状和体征，即使囊壁有增厚，内壁一般仍然较光滑；脓肿声像图似有较厚的壁，但仔细观察脓肿壁内壁模糊，而且不均匀，不光滑。

（四）要点及建议

肾的包膜共有三层，从外向内分别为肾筋膜、脂肪囊、纤维囊，其中肾筋膜、脂肪囊不但包绕肾脏，也把肾上腺包绕在内，而纤维囊则是肾的固有包膜，覆盖于肾实质外。当肾周回声异常时，首先应该判断的是该异常回声在哪一层包膜出现。

探查时注意双侧对比和动态观察肾脏。动态观察包括：一是进行动态随访，了解肾脏的即时变化，二是在探查中注意观察肾脏随呼吸产生的运动。正常肾脏的活动度较大可随呼吸产生明显的上下位移。吸气、屏气等呼吸动作本身也是使肾脏更清晰地显示的一种手段。在肾脓肿时，炎症的粘连固定作用，可使肾脏丧失这种活动能力。

部分患者的早期病灶较小，与正常肾实质的回声差异不明显，如果临床提示有明显的症状体征，一定要仔细地观察，进行双侧对比。只要找到一点异常声像，就要大胆地建议动态复查

少数患者肾脓肿与肾肿瘤合并存在。在动态随访过程中发现的位置、形态、声无明显变化的团块，很可能是肾肿瘤，要建议患者在按肾脓肿疗程治疗后进行复查。

三、急性肾炎（Acute glomerulonephritis）

（一）病理与临床

急性肾炎是肾小球肾炎的泛称，肾小球肾炎在临床以及病理上还分为很多类型，

病情不一、预后不同，但在超声声像图上表现基本一致，很多情况难以做出明确区分，因此将多种肾炎在此处作一简要介绍。

急性肾小球肾炎任何年龄均可发生，好发于青少年。本病发病急骤，突然出现血尿、蛋白尿、水肿和高血压，同时可出现短暂的肾功能不全；往往在咽喉感染、扁桃体炎、皮肤感染后出现上述症状。临床病例多有链球菌的前驱感染，临床症状表现为血尿、水肿、高血压以及不同程度的肾功能损害。

（二）超声表现

肾脏体积增大，形态饱满。肾脏各径线均增大，尤以前后径明显。

肾脏包膜显示不清，轮廓界限不清，边界模糊。

肾实质增厚，回声弥漫性增强，肾皮质与髓质分界不清，肾窦回声相对较低，甚至整个肾脏切面回声增强，不能显示正常肾结构。

急性肾小球肾炎的不同病理变化致使声像图表现也有所差别，但整体的炎症病变特征是一致的。

肾脏矢状切面如图 3-16 所示，肾脏横切面如图 3-17 所示。

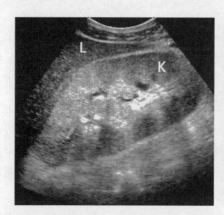
图 3-16　肾脏矢状切面

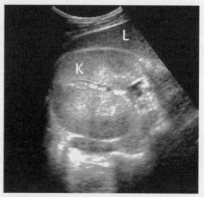
图 3-17　肾脏横切面

超声显示肾脏肿胀、水肿，局部回声增强，皮质髓质分界消失，肾窦脂肪因实质水肿而变薄。

（三）鉴别诊断

（1）急性肾周炎。声像图显示为肾周围脂肪囊局限性膨大或增厚，形态不规则，回声减低。有明显的探头触压痛。嘱病人深呼吸时，可见肾活动度明显减低或消失。病变累及腰大肌时，局部腰大肌肿胀。

肾脏周围可见条形液性暗区，内透声欠佳，周围组织回声增强（白色箭头所示），如图 3-18 所示。

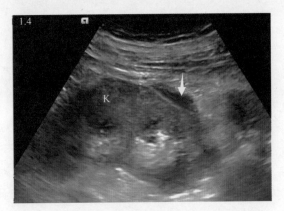

图 3-18 肾脏周围可见条形液性暗区，内透声欠佳

（2）弥漫性的急性炎性肾病如肾脓肿：多累及一侧肾，有发热、腰痛等急性炎症的临床表现而甚少合并肾功能不全的全身性表现。

（四）要点及建议

本病的诊断除超声表现外，还必须结合肾功能、患者其他情况等各种检验检查及临床指标，因此在报告中客观描述肾脏的异常声像即可，为临床医生提供思路，不必下诊断性的结论。

检查时应准确测量肾脏小、实质厚度、皮质厚度、动脉流速和阻力指数并记录在声像描述中，不能因为测值在正常范围内就省略不写，因为有时候需要复查对比，而且详细记录各种测值，也是给临床医生传递一个信息：超声检查者是在准确测值后得出超声结论，而不是依靠目测、估测，所以这个结论是可靠的，可以作为临床为患者诊治的依据之一。

第三节 >>> 尿路结石

尿路结石可能发生于泌尿系统的肾脏、输尿管、膀胱及尿道任何位置。与体内其他部位的结石一样，超声检查表现为高回声，后伴声影。90％左右的结石含钙，主要包括草酸钙结石、磷酸钙结石和碳酸钙结石，10％左右的结石不含钙，主要是尿酸结石和胱氨酸结石。含钙高的结石后方声影明显。体积较大和位于近端的结石更容易探察。输尿管结石常常因受到肠气干扰探察比较困难。寻找结石并描述其位置和大小对临床诊疗具有重要价值。

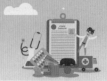

一、肾结石

（一）病理与临床

肾结石是发生在肾盏、肾盂以及肾盂与输尿管连接部的结石。肾结石在泌尿系统结石中占据首位，可直接影响肾排尿功能。肾结石的症状取决于结石的大小、引起梗阻的程度和有无继发感染。疼痛和血尿是肾结石的主要症状。约 75％的肾结石病人有腰痛，可表现为钝痛、隐痛、肾绞痛。肾绞痛是一种突然发生的严重疼痛，从腰部开始，沿输尿管向下放射至膀胱，痛呈阵发性，一般持续数分钟，亦可长达数小时，并有恶心、呕吐，有时病人面色苍白，大汗淋漓，呈虚脱状态。血尿是第二个重要症状，疼痛和血尿相继出现是肾和输尿管结石的特点；尤其剧烈活动时突然发生疼痛和血尿。双侧肾结石引起梗阻或唯一的肾（例如另一肾已切除）发生梗阻，可出现急性无尿。

肾结石发生的原因除家族因素外，还与下列因素有关：

（1）水分，饮水太少或失水过多，如热带地区居民、钢铁厂工人、外勤工程人员、体力劳动工人等因容易流汗，尿量减少，而容易患有肾结石。

（2）饮食及药物，如吃过量含高普林的饮食、维生素 D 及高钙质的饮食及药物等。

（3）特殊体质，如甲状腺激素功能亢进或血中尿酸过高。

（4）器官异常，如输尿管、膀胱、尿道等先天性或后天性异常。

（5）其他，如感染、异物、外伤及长期卧床的病人。

（二）超声表现

（1）肾大小及外形一般正常。

（2）结石引起梗阻伴肾积水时，肾体积增大，同时出现肾积水的声像图。

（3）当结石直径＞5 mm 时，在肾窦内出现强回声团块状、斑点状回声，有声影。结石愈大，声影愈清晰。当结石直径＜5 mm 时，应与肾皮质和髓质交界处的弓形血管形成的点状回声鉴别。

长箭头肾盂输尿管连接处结石，后伴声影，短箭头肾盏结石，后伴彗尾，如图3-19 所示。

（三）鉴别诊断

（1）肾钙质沉着症：病人血液中钙浓度升高，大量的钙在肾髓质内沉着，称为肾钙质沉着症。声像图上为肾脏各锥体完整显示，呈界限清楚的强回声，后方声影不明显，易于鉴别。

（2）髓质海绵肾：肾脏皮质正常，髓质内集合管呈囊性扩张，也称肾髓质囊肿。该囊肿内钙质易沉淀形成小结石，后方声影不明显，沿肾锥呈放射状排列为其鉴别点。

（3）肾钙乳症：肾钙乳即由含有大量钙质微粒组成的混悬液沉积于积水的肾盏或

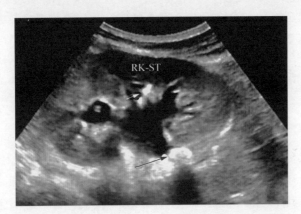

图 3-19　长箭头肾盂输尿管连接处结石，后伴声影，短箭头肾盏结石，后伴彗尾

肾盏憩室、肾囊肿内，分积水型和囊肿型，以积水型多见，多认为与炎症或梗阻有关。声像图表现肾积水或囊肿，底部可见泥沙样结石构成的强回声，后方可有隐约声影。当改变体位时结石朝重力方向沉积。

（4）肾窦灶性纤维化：肾窦灶性纤维化可呈点状强回声，肾内直径＜3 mm 的结石多无声影，两者不易区别。但改变角度扫查，肾窦灶性纤维化呈短线状或回声消失（图 3-20），小结石强光点则回声位置固定不变。

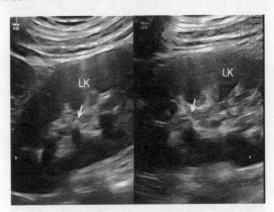

图 3-20　肾窦灶性纤维化

（四）要点与建议

（1）检查时应重点观察结石的部位、大小、形态、有无声影、大致数目，是否合并肾盏、肾积水和积水的程度。较小肾结石可能仅显示点状强回声而无声影。此类结石多积聚于肾小盏的后部，若不伴有积水，则容易被肾窦回声掩盖。应注意与肾内钙化灶、肾动脉钙化、肾乳头坏死钙化等鉴别。肾产气菌感染引起的肾内气团，也可能被诊断为肾结石。

（2）超声检查肾结石病的价值有其局限性。超声对肾结石诊断的敏感性较高，但常规超声检查在判定结石空间位置方面不够精确，对数量很多且较大的结石和鹿角状结石，超声常不能整体显示。

二、输尿管结石

（一）病理与临床

输尿管结石大多数来自肾脏，原发性结石很少见。输尿管全程有三个生理狭窄部，分别在肾盂输尿管连接处、输尿管跨越髂血管处和输尿管膀胱壁段，结石常停留于这三个生理狭窄部，其中停留于输尿管下 1/3 段者最多见，占 60%～70%。输尿管结石多为单侧，双侧仅占 10%。结石部位愈高，梗阻程度愈重，对肾脏的损害亦越严重。临床上典型表现为患侧肾绞痛、钝痛，伴有镜下血尿或肉眼血尿，严重者多伴恶心、呕吐，吐后疼痛无明显缓解；若结石位于输尿管下段时，可产生膀胱刺激症状；合并尿路感染时，可伴有寒战、发热。

（二）超声表现

超声检查可作为尿路结石的常规方法，在肾绞痛时可作为首选方法。

（1）输尿管内强回声，其后伴声影，部位多发生在输尿管狭窄部，左侧输尿管上段结石伴扩张，如图 3-21 所示。

（2）结石部位以上的输尿管及肾盂扩张。

（3）完全性梗阻时患侧输尿管开口处无喷尿现象。

（4）CDFI 显示结石周边或后方可见五彩镶嵌的多普勒快闪伪像。

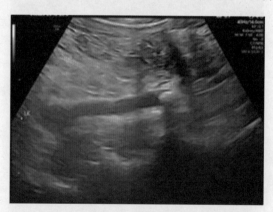

图 3-21　输尿管内强回声，其后伴声影

左侧输尿管末端膀胱壁内段结石，箭头结石强回声，如图 3-22 所示；箭头 CDFI 结石后方快闪伪像，如图 3-23 所示。

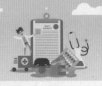

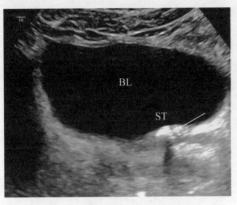
图 3-22　左侧输尿管末端膀胱壁
内段结石，箭头结石强回声

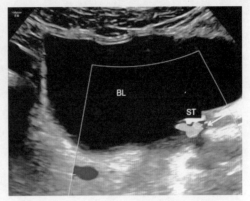
图 3-23　箭头 CDFI 结石后方快闪伪像

（三）鉴别诊断

（1）输尿管癌：两者均引起病灶部位以上梗阻，表现为患侧肾积水及输尿管扩张，输尿管癌表现为扩张输尿管内低回声，CDFI 可见血流信号，临床上通常不伴有明显肾绞痛。

（2）输尿管结核：输尿管结核病变范围一般都较长，输尿管呈不规则串珠状狭窄及扩张，均伴有肾脏及膀胱的相应改变。静脉尿路造影或逆行肾盂造影能同时显示双侧泌尿系的全程及病变范围。

（四）要点与建议

（1）熟悉解剖标志，逐段顺序扫查。以肾门或肾盂为标志，显示肾盂输尿管连接部；以髂总动脉末端或髂外动脉为标志，在其前方寻找到扩张的输尿管后，可显示第二狭窄部；以膀胱为透声窗，以输尿管开口为标志，向上逆行扫查膀胱壁段及盆段输尿管。

（2）肥胖者或腹部显示困难时，改变体位，取俯卧位经背部扫查。若膀胱充盈受影响者，也可排空膀胱后检查。

（3）CDFI 应用：利用快闪伪像发现微小结石，识别输尿管与髂血管的关系，识别输尿管开口及其喷尿。

俯卧位、仰卧位及侧卧位输尿管结石扫查示意图如图 3-24 所示。

三、膀胱结石

（一）病理与临床

膀胱结石仅约占所有尿路结石的 5%，但在发达国家，膀胱结石相关死亡率占 8%。男女比例在 10∶1～4∶1。膀胱结石的病因通常是多因素的。膀胱结石可分为原

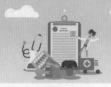

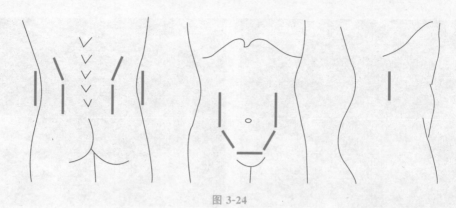

图 3-24

发性、继发性或迁移性。原发性或地方性膀胱结石通常见于水合作用不良、反复腹泻和饮食缺乏动物蛋白地区的儿童。继发性膀胱结石发生在存在其他尿路异常的情况下，包括：膀胱出口梗阻，神经源性膀胱功能障碍，慢性菌尿，异物（包括导管），膀胱憩室和膀胱增大或尿路转移。迁移性膀胱结石是从它们形成的上尿路排出的结石，然后可以作为膀胱结石生长的病灶。

膀胱结石最常见的症状是尿频、血尿（通常是晚期）和排尿困难或耻骨弓上疼痛，这些症状在排尿结束时最为严重，突然的运动可能会加剧这些症状。在儿童中，症状还可能包括阴茎拉伤、排尿困难、尿潴留、遗尿和直肠脱垂（由膀胱痉挛引起的紧张引起）。

（二）超声表现

超声表现为充盈膀胱内强回声，后伴彗尾或者声影，可单发或者多发，大小不等。一般强回声可随体位改变移动。部分结石会嵌入膀胱黏膜内，不可移动。彩色多普勒可见快闪伪像。膀胱内多发小结石，后伴彗尾，箭头处漂浮的小结石如图 3-25 所示；膀胱内单发结石，后伴声影，箭头处结石强回声如图 3-26 所示；箭头处结石快闪伪像如图 3-27 所示。

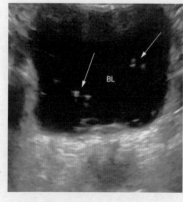

图 3-25　膀胱内多发小结石，后伴彗尾，箭头处漂浮的小结石

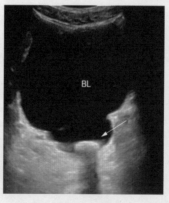

图 3-26　膀胱内单发结石，后伴声影，箭头处结石强回声

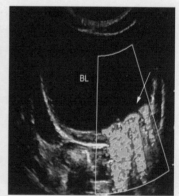

图 3-27　箭头处结石快闪伪像

（三）鉴别诊断

膀胱肿瘤：膀胱肿瘤表现为膀胱内乳头状、菜花状中、低回声向腔内凸出，可伴有钙化，肿瘤基底部常较宽，肿物大小不一，表面不光滑，不随体位移动，膀胱壁局限性增厚，膀胱壁的正常结构消失，局部连续中断或层次不清晰。彩色多普勒可显示肿物血流信号。

（四）要点与建议

（1）较小膀胱结石不易发现，可改变体位观察变化，联合腔内超声检查。

（2）重点观察结石大小、大致数目，部位，有助于临床治疗方式选择。

四、尿道结石

（一）病理与临床

尿道结石少见，约占所有尿路结石的 2%。尿道结石多见于男性患者，且多来源于膀胱，肾脏次之（两者约占 90%）。多由膀胱结石排出时嵌顿于尿道继发形成，好发部位为尿道的膨大处，即前列腺部、球部及舟状窝，此外还可发生于尿道外口。少数尿道结石为原发于尿道狭窄处、尿道憩室的结石（10%）。临床表现上尿道结石和其他泌尿系结石有所不同，常表现为排尿困难、尿分叉、尿滴沥，伴排尿时疼痛，严重时可导致血尿、会阴部剧痛、尿潴留。除此之外，尿道结石还可以伴发感染，使症状更具迷惑性。

（二）超声表现

采用阴茎纵断扫查，亦可结合经会阴纵断扫查。超声表现为尿道内强回声，后方伴声影，箭头处尿道前列腺部结石如图 3-28 所示。排尿过程中超声检查（实为尿道声学造影）能够更清晰地加以显示。

尿道内强回声团，后伴声影，箭头处结石如图 3-29 所示。使用止血钳经尿道外口伸入取石，长箭头处结石，虚箭头处止血钳，如图 3-30 所示。

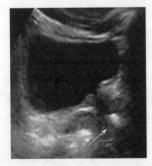
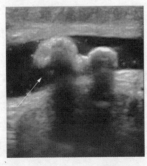
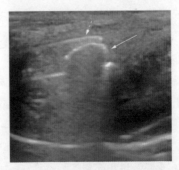

图 3-28　尿道内强回声，后方伴声影，箭头处尿道前列腺部结石　　图 3-29　尿道内强回声团，后伴声影，箭头处结石　　图 3-30　使用止血钳经尿道外口伸入取石，长箭头处结石，虚箭头处止血钳

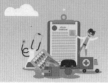

（三）鉴别诊断

（1）尿道异物：尿道异常者一般有明显外伤史或者相关病史，异物常表现为不同形状强回声。

（2）前列腺结石：尿道前列腺部结石周围可见低回声包绕或周边见线状低回声，前列腺钙化的强回声位于腺体内部。临床表现上尿道结石可伴有间断的尿分叉，及会阴部不适，尤其是排尿末明显。

（四）要点与建议

临床上往往根据结石的具体位置采用不同的处理方式，超声不仅可以明确结石位置，还可辅助治疗。当超声提示结石位于舟状窝，即距尿道外口 1.0～1.5 cm 以内时，外科往往采用直接取石的方法，即使用止血钳经尿道外口伸入取石，或向尿道内注入无菌的液状石蜡，然后采用手法将结石从尿道挤出；当结石位置较深时，直接取石变得不可行，外科的处理方式则是使用膀胱镜，先将结石回推入膀胱腔内，再将结石取出，膀胱腔容积大，更容易对结石进行操作，特别是体积较大的结石。

第四节 >>> 急性膀胱炎（Acute cystitis）

（一）病理与临床

膀胱炎是泌尿系的一种常见疾病，多为感染所致。按病情、病程分急性和慢性。多因尿路梗阻，或外界的各种因素发生膀胱炎。膀胱内的结石、异物和肿瘤是继发性膀胱炎的基础，盆腔炎症有波及膀胱引起炎症的可能，体质虚弱与免疫力降低时有造成膀胱炎的机会。女性尿道粗短、尿道口易受污染尿道口邻近阴道口等解剖特点有密切关联，故大多数发生于女性。临床表现主要为膀胱刺激症状，如尿频、尿急、尿痛。亦可有血尿或脓尿。

膀胱炎的病变发生在膀胱黏膜，黏膜与黏膜下层充血、水肿，炎性细胞浸润、渗出，黏膜表面可见出血点，甚或出现溃疡。病情发展可累及膀胱壁各层，病程拖延肌层也可见增厚，长期慢性炎症可出现纤维化。炎症波及膀胱周围成膀胱周围炎，膀胱扩张受限，容量减小。急性期膀胱壁不耐压力刺激，所以在少量尿液充盈时，即有尿意，需要排出。

（二）超声表现

（1）膀胱壁局限性或弥漫性增厚，表面欠光滑甚或粗糙不平。

（2）膀胱无回声区内可出现云雾状或浮点状回声，使其透声性减低，这是膀胱炎性分泌物或出血所致。

（3）膀胱容量可减低，甚至可低至 100 ml 以下。

（4）罕见的气肿性膀胱炎，主要见于糖尿病患者，其膀胱壁高度增厚，内有气体形成的点状强回声，可伴声尾。膀胱壁内积气较多时，整个膀胱似含气较多的肠管。气肿性膀胱炎（膀胱壁超声与 CT 对比图）如图 3-31 所示

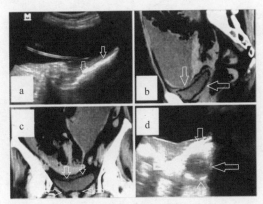

图 3-31　气肿性膀胱炎，膀胱壁超声与 CT 对比图

a：盆腔超声矢状面膀胱壁气体强光带；b~c：CT 矢状面膀胱壁内气体影、
冠状面膀胱壁内气体影；d：导尿管球囊隐约可见

（三）鉴别诊断

（1）膀胱肿瘤。膀胱壁的连续性破坏。早期病变基底部狭窄或有蒂与膀胱壁相连，膀胱壁回声正常（提示未侵及肌层），晚期病变侵犯膀胱浅层或深层肌层时，局部膀胱壁增厚，其层次模糊不清，常使膀胱壁回声的连续性破坏。

（2）多数可见起自膀胱壁向肿瘤体内伸入的血流信号，多为高速动脉型血流频谱。膀胱癌的血流峰值速度均大于 20 cm/s，平均 39.7 cm/s；肿瘤血管的阻力指数（RI）最低为 0.56，平均为

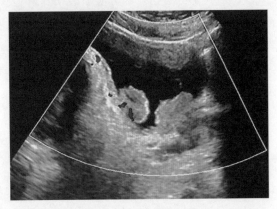

图 3-32　结节内可见来源于膀胱内壁的滋养血管

0.65。多发性膀胱癌，可见膀胱壁内多发结节状低回声，结节处膀胱壁连续性中断；

CDFI：结节内可见来源于膀胱内壁的滋养血管，如图 3-32 所示。

（四）要点及建议

（1）在对膀胱扫查过程中，重点观察膀胱壁的轮廓、各层回声的连续性和完整性、厚度；内壁有无局限性凹陷或隆起；有无占位性病变及其浸润程度。

（2）彩色多普勒血流显像或彩色多普勒能量图（CDE）技术在膀胱疾病尤其对膀胱壁隆起性病变的诊断与鉴别诊断方面具有重要的意义。

第五节 >>> 急性损伤

一、肾损伤

（一）病理与临床

肾损伤占所有损伤病例的 5%。多见于男性青壮年，以闭合性损伤最为常见。车祸、坠落伤、对抗性运动、暴力性攻击是导致其损伤的主要原因，另外还可见于由锐器、枪弹导致的开放性损伤。根据损伤的程度及部位不同，病理上将其分为以下几种类型：

（1）肾挫伤：仅局限于部分肾实质，形成肾瘀斑和（或）包膜下血肿，肾包膜及肾盂黏膜完整。

（2）肾部分裂伤：部分实质裂伤伴有包膜破裂，致肾周血肿。

（3）肾全程裂伤：实质深度裂伤，外及包膜，内达肾盂肾盏黏膜，常引起广泛的肾周血肿、血尿和尿外渗。

（4）肾蒂损伤：肾蒂血管或肾段血管的部分和全部撕裂，也可能因为肾动脉突然被牵拉，致内膜断裂，形成血栓。

临床上患者一般有明确的外伤史，病情较轻者可无任何症状，典型症状则随病情的不同而各有特点。主要的症状包括腰痛、腹痛、血尿等，若出血量大，则还可能出现失血性休克的症状。

（二）超声表现

（1）肾挫伤：肾脏形态正常或稍大，包膜完整，肾实质内见局限性不均质回声区（高回声、弱回声为主），其中见散在斑片状低回声区，部分包膜下可见新月形或梭形低回声区。肾包膜下新月形低回声，内无血流信号，如图 3-33 所示。

（2）肾实质部分裂伤：损伤部分肾实质回声不均质，肾盂肾盏内可见透声差的无回声区，伴有凝血块时，肾盂肾盏及膀胱内可见絮状弱回声，当肾包膜破裂时可见肾包膜连续性中断，肾周可见血肿回声（根据时间不同，血肿可为无回声、弱回声及高回声），腹腔内探及游离无回声。

（3）肾全程裂伤：肾脏形态失常，正常结构消失，包膜多处连续性中断，肾脏回声杂乱，可见较大的不均质回声团块，腹腔内可见游离积血，如图 3-34 所示。

（4）肾蒂断裂：肾脏形态及实质回声可正常，肾内血流缺失甚至无血流信号。

极少见，是最严重的的肾脏损伤，肾蒂断裂可造成大量失血，短时间内可导致患者死亡。

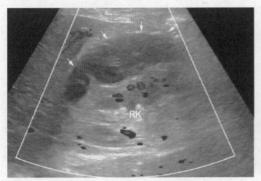
图 3-33　肾包膜下新月形
低回声，内无血流信号

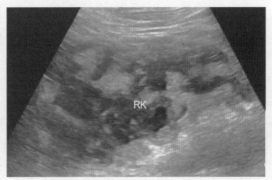
图 3-34　肾脏形态失常，包膜多处
连续性中断，肾脏回声杂乱

（三）鉴别诊断

（1）输尿管结石伴肾周积液：肾周积液是输尿管结石患者最常见的并发症之一，声上表现为肾脏周围线条状或新月形的无回声区，上下极多见，范围小，多伴有肾积水，输尿管积水及结石，结合病史与肾损伤形成包膜下血肿不难鉴别。

（2）肾脓肿：肾脓肿超声表现肾脏混合回声肿块，不规则，界限不清，内部回声杂乱，彩色多普勒显示其周边及内部丰富的彩色血流。结合彩色多普勒与临床症状不难鉴别。

（四）要点与建议

（1）双侧肾脏对比检查。探查到膀胱积血、血凝块等异常表现、腹盆腔积液时警惕肾脏损伤。

（2）注意迟发性肾损伤及已明确的肾损伤病情进展，作好动态随访的准备。

（3）探查时要注意排除肾结石、肾囊肿、肾肿瘤等疾病的异常声像对肾损伤声像表现的影响，避免漏诊、误诊。

二、膀胱损伤

（一）病理与临床

膀胱位于骨盆深部，一般难以损伤。膀胱损伤根据损伤部位分为腹膜内型、腹膜外型和混合型损伤（图 3-35）。膀胱损伤根据病因分为：非医源性损伤（钝性和穿透性）和医源性损伤（腔内损伤和腔外损伤）。机动车事故是造成膀胱钝性损伤最常见的原因，其次是跌倒等事故。患者主要临床症状为肉眼血尿，可伴有排尿困难，持续性腹痛，合并大出血或严重感染时可出现休克症状，开放性损伤可出现尿瘘。

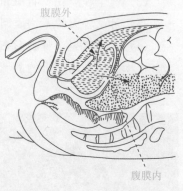

图 3-35 膀胱解剖示意图

（二）超声表现

（1）膀胱充盈不良，液体注入量与膀胱充盈量不相符。

（2）膀胱壁连续性中断，如图 3-36 所示，箭头处膀胱壁连续性中断；腹腔内或膀胱破口周围积液，长箭头膀胱上方积液，虚箭头增厚膀胱壁，破口处周围常有低回声组织覆盖、包裹，见图 3-37。

（3）注水试验：注入生理盐水，停止注水后膀胱内的液性区逐渐减少，同时可见腹腔或耻骨后间隙的液性区增加，动态观察有时可见液体从破口处流出至腹腔或耻骨后间隙。

（4）膀胱内出血时可见絮状回声（血凝块），如图 3-38 所示，长箭头膀胱内血凝块，短箭头膀胱后方积液，虚箭头增厚膀胱壁。

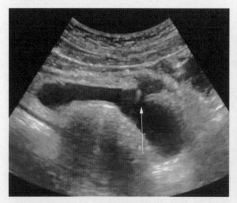

图 3-36 膀胱壁连续性中断

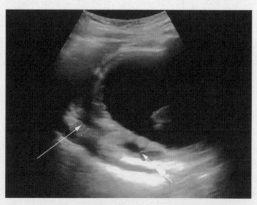

图 3-37 腹腔内或膀胱破口周围积液

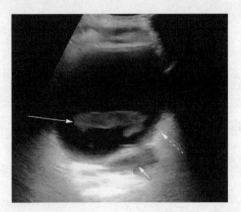

图 3-38　膀胱内出血时可见絮状回声（血凝块）

（三）鉴别诊断

膀胱憩室：紧靠膀胱壁的囊状无回声区，呈圆形或椭圆形，囊壁薄，边界清晰，光滑，颇像囊肿，囊状无回声区与膀胱相连通，大小随膀胱内尿量的多少而改变。

（四）要点与建议

当膀胱充盈不良、腹腔及膀胱周围出现不规则积液时，要警惕存在膀胱破裂的可能。膀胱壁连续性中断及尿液外流，是诊断膀胱破裂最重要的依据。虽然超声可以用来观察腹膜内外的液体，但单独使用超声检查不足以诊断膀胱损伤。保守治疗是钝性或医源性损伤所致的非复杂性腹膜外型膀胱损伤的标准治疗方法，包括临床观察、持续膀胱引流和抗生素预防感染。

三、尿道损伤

（一）病理与临床

男性前尿道损伤包括由外伤导致的钝性损伤、刀枪等导致的穿透性损伤、异物插入损伤、阴茎断裂导致的撕裂性损伤以及医源性损伤等。球部损伤主要由骑跨伤导致。医源性损伤最常见位置为阴茎部（43.02%），导尿和经尿道手术是最主要原因。男性后尿道钝性损伤几乎全部与骨盆骨折有关，这些损伤被称为骨盆骨折尿道损伤。

女性尿道损伤少见，包括创伤和医源性损伤，常见病因为分娩、骨盆骨折、手术损伤等，同时存在发生尿失禁和尿道阴道瘘的风险。

几乎所有的尿道损伤均会出现疼痛，前尿道损伤疼痛主要位于阴茎头和会阴部，后尿道损伤疼痛主要位于肛门、耻骨后、下腹部。尿道口出血是提示尿道损伤的主要表现。根据损伤部位与程度不同，也可表现不同程度排尿困难、急性尿潴留、血肿、

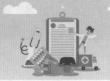
尿外渗等。

（二）超声表现

（1）尿道壁连续性中断或尿道完全性断裂。

（2）尿道周围可见尿外渗和血肿，尿道球部前壁局部显示模糊，周围探及一混合回声团块，边界清楚，内部透声差，如图 3-39 所示；CDFI 显示其内未探及血流信号，如图 3-40 所示。

（3）若阴茎筋膜完整，血液及尿液渗入于阴茎筋膜内，表现为阴茎的肿胀。

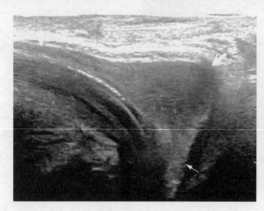
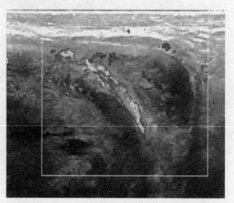

图 3-39　尿道周围可见尿外渗和血肿，尿道球部前壁局部显示模糊　　图 3-40　CDFI 显示其内未探及血流信号

（三）鉴别诊断

尿道肿瘤：尿道腔内或外实质性肿块，形态不规则，界限不清，基底部宽或窄，CDFI 内可见血流信号，超声尿道造影可加以鉴别。

（四）要点与建议

超声检查一般不可单独对尿道损伤程度进行术前诊断，因为超声检查无法完全显示整个尿道损伤程度及长度，对于病变显示亦不如造影图像直观。对于尿道损伤急性期患者，超声检查主要用于确定耻骨上膀胱穿刺造瘘的位置。

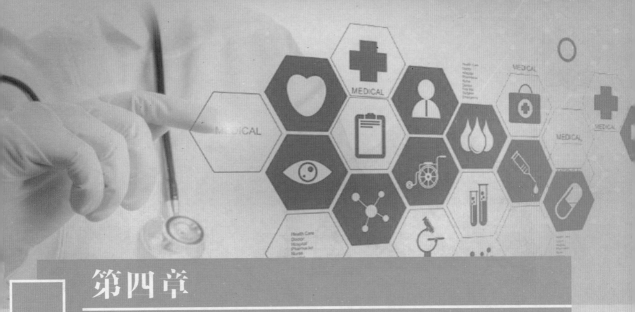

第四章
心血管系统急症

第一节 >>> 心脏

一、概述

心脏：是一个中空的肌性纤维器官，形似倒置的、前后稍扁的圆锥体，周围裹以心包，斜位于胸腔中纵隔内。心的大小与本人握拳相似。是血液循环的动力器官。

心脏的位置：位于胸腔中纵隔内 2/3，位于正中线左侧。前：胸骨 2～6 肋软骨；后：5～8 胸椎；上：出入心脏大血管；下：膈两侧：借纵隔胸膜邻肺。

心脏毗邻：上与大血管移行，下坐落于横膈上，两侧为肺脏，前为胸骨和肋骨覆盖，后与支气管、食管、降主动脉毗邻。

心脏解剖图如图 4-1 所示。

心脏的结构：①四个心腔；②两支大动脉、两支腔静脉、肺静脉；③四组瓣膜；④冠状动脉、冠状静脉系统；⑤心脏纤维支架；⑥心包。

血液在心脏流动，先是全身静脉系统的血液随静脉经过上腔、下腔静脉回流至右心房，在右心房通过三尖瓣流到右心室，右心室的血液再经过肺动脉瓣流到整个肺动脉的主干，到小动脉之后灌注到整个肺循环。肺循环的血液回流到肺静脉之后，再经过四支肺静脉回到左心房。左心房再经过二尖瓣血液流到左心室，血液从左心室经过主动脉瓣流到主动脉，供应全身动脉的血流。动脉经过全身的微循环之后再回流到静脉，重新通过上腔、下腔静脉再回流到右心房，这是整个血液循环的过程，也是血液在心脏流动的方向及流动的过程。

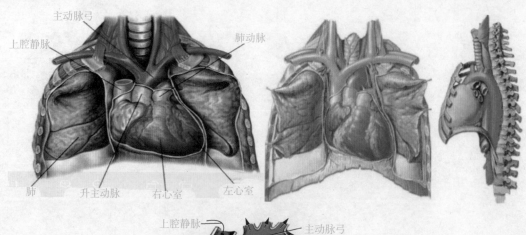

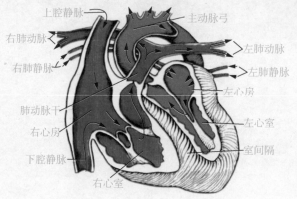

图 4-1　心脏解剖图

二、急性心肌炎 (Acute mvocarditis)

(一) 病理与临床

急性心肌炎 (acute mvocarditis, AM) 通常与感染、接触药物或有毒物质及异常免疫反应引起, 可致心脏出现不同程度结构改变和功能障碍, 以心肌内炎性细胞浸润为组织学特征, 病理改变缺乏特异性。间质性病变主要表现为心肌间质充血、水肿, 心肌病变则主要表现为心肌细胞变性坏死、溶解。临床表现可无明显症状, 也可出现轻微胸痛, 严重心力衰竭甚至心源性休克。

(二) 超声表现

主要包括左心室壁增厚, 少量心包积液, 如图 4-2 所示。室壁增厚常表现为向心性肥厚, 使舒张功能障碍和每搏输出量减少, 可进一步演变为暴发性心肌炎 (FM)。

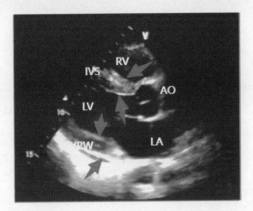

图 4-2 心室壁增厚，少量心包积液

（1）左室扩大、室间隔下段及心尖部心肌变薄，如图 4-3 所示。AM 所致心腔扩大与炎症累及心脏范围和严重程度有关，左、右心均可累及，以左心扩大更为多见，死于 FM 患者左心房前后径明显增加。

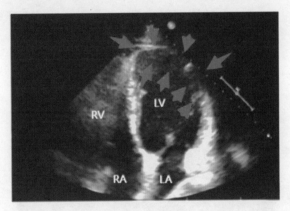

图 4-3 左室扩大、室间隔下段及心尖部心肌变薄

（2）心肌运动减弱。心肌运动减弱程度与心肌水肿范围有关。

（三）鉴别诊断

急性心肌梗死：急性心肌梗死主要表现为节段性室壁运动异常。

（四）要点及建议

心肌炎所致水肿通常不会导致整体心功能明显降低；斑点追踪超声心动图（speckle tracking,echocardiographv，STE）可识别局部水肿，可以更好地提供较准确地定位诊断。

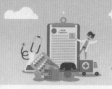

三、急性心包炎

(一) 病理与临床

急性心包炎是心包膜脏层和壁层的急性炎症，可由细菌、病毒、自身免疫、物理化学等因素引起，可以同时合并心肌炎和心内膜炎，也可以作为唯一的心脏病损而出现。急性心包炎的典型症状是胸骨后、心前区疼痛，常见于炎症变化的纤维蛋白渗出期。疼痛可放射到颈部、左肩、左臂，也可达上腹部。疼痛性质尖锐，与呼吸运动相关，常因咳嗽、深呼吸、变换体位或吞咽而加重。部分患者可因心包填塞出现呼吸困难、水肿。感染性心包炎可伴发热。

(二) 超声表现

(1) 各房室内径可正常或轻度增大，心包腔内可见液性暗区包绕。

(2) 心脏压迫征象。心脏活动受限，右心舒张期端陷，右心室及右心室流出道较正常范围减小，如图 4-4 所示。心尖四腔心切面显示右房壁及右室游离壁（在舒张期）呈现塌陷现象。

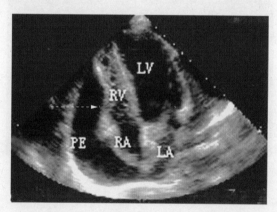

图 4-4　心脏活动受限，右心舒张期端陷

(3) 各瓣膜开放幅度较低，二尖瓣舒张早期速度增快，舒张晚期速度减慢。二尖瓣口血流频谱出现明显的舒张充盈受阻征象，即舒张早期流速增快，E 峰较高；而晚期充盈速度显著减慢，A 峰降低，因而 E/A 比值明显增大。

(4) 由于右心室及右心房受压、右心房压增高，下腔静脉回流受阻，管腔扩大且不随呼吸而发生改变。

(5) 由于右心室舒张压极度增高，超过了肺动脉压，致使肺动脉瓣提前于舒张期开放。

(6) 多普勒超声可测得右心房、右心室、肺动脉和左心室的内压，由于心脏舒张受限，因而上述部位的舒张压均明显增高。

（三）鉴别诊断

（1）心包压塞：心包压塞积液量大，且形成积液速度快。

（2）缩窄性心包炎：心包增厚、钙化，呈"盔甲样"，相应心室壁活动受限，左右心房扩大、下腔静脉扩张，少量心包积液（常呈局限性）。

四、感染性心内膜炎（Infective endocarditis，IE）

（一）病理与临床

感染性心内膜炎（IE）是指由病原微生物直接侵袭心内膜而引起的炎症性疾病，在心瓣膜或心室壁内膜表面形成的血栓中含有病原微生物。按病程进展可分为急性、亚急性，并可分为自体瓣膜、人工瓣膜和静脉药瘾者心内膜炎。常见感染部位是心脏瓣膜，也可以发生于腱索、心壁内膜。急性 IE 临床表现寒战、高热、皮肤黏膜出血休克、血管栓塞，听诊有新出现的或变化的心脏杂音（80%～85%）。起病急骤，进展迅速，病情凶险。

（二）超声表现

（1）IE 的超声心动图基本表现是赘生物形成，赘生物多发于血流冲击或产生涡流的部位，如二尖瓣关闭不全的心房面，主动脉关闭不全的心室面；赘生物大小不一，通常＞3 mm。继发性赘生物也可见于二尖瓣和三尖瓣的瓣下结构，以及主动脉瓣的主动脉侧、心腔心内膜表面以及主动脉和肺动脉的内皮。二尖瓣赘生物形如图 4-5 所示。

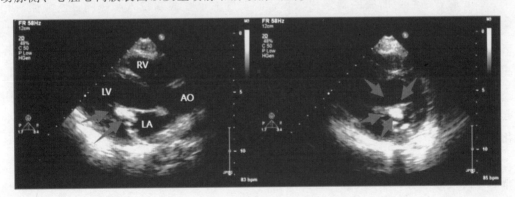

图 4-5 二尖瓣赘生物形

（2）瓣膜穿孔主要表现为受感染的瓣叶组织回声不同程度的连续中断，彩色多普勒在瓣叶回声中断位置发现高速的血流信号。二尖瓣前叶瓣膜穿孔，穿孔处高速过隔血流如图 4-6 所示。

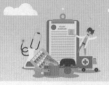

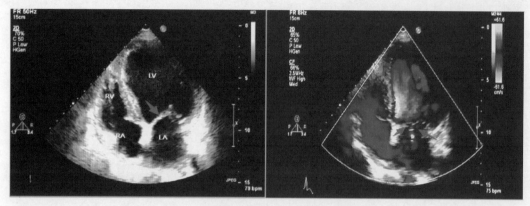

图 4-6　二尖瓣前叶瓣膜穿孔，穿孔处高速过隔血流

（3）主动脉瓣瓣环、瓣周及室间隔脓肿，呈圆形或类圆形的无回声区，壁较厚、回声粗糙。

（4）假性瓣膜瘤形成，主动脉瓣附着赘生物，主动脉瓣大量反流。血流反冲力对二尖瓣前叶的瓣膜及瓣环有冲击作用，反流的射流束对二尖瓣前叶的心室面造成冲击，导致尖瓣前叶转移性感染，声像图主要表现为二尖瓣前叶较细的连续中断即瘤颈部，假性瓣膜瘤瘤颈部一般开口于左室流出道，呈囊袋状结构随着心脏收缩和舒张出现扩张和回缩。

（三）鉴别诊断

（1）瓣膜钙化：瓣膜钙化多见于老年人或风湿性心脏病患者，通常无活动性强回声。

（2）腱索断裂：断裂的腱索比较长，活动度大，收缩期脱入心房侧；通常伴有相应瓣叶脱垂和黏液样变性，并有明显偏心性反流。

（3）乳头状弹力纤维瘤：乳头状弹力纤维瘤是非常少见的良性肿瘤，主要发生在主动脉瓣（主动脉侧）和二尖瓣（心房侧）；通常较小（<2 cm），呈叶状。

（4）心内血栓多由风心病二尖瓣狭窄左房扩大、扩张性心肌病和缺血性心肌病引起，多与血流瘀滞有关，其体积较大，多数与心壁之间连接较明显，活动度和形态变化较少。

（5）黏液瘤常多附于房间隔上，而赘生物常附着在瓣膜上，且在治疗过程中动态观察，赘生物的大小常有变化，甚至消失。

（四）要点及建议

超声检查的要点主要有检测赘生物大小、数目、附着部位、活动度，检测相应的并发症，如瓣膜关闭不全、瓣膜穿孔、腱索断裂，瓣周脓肿，心包积液等。

经食道超声心动图能检出更小的、直径为 1～1.5 mm 的赘生物；准确率 88%～

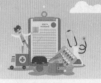

100％，且不受机械瓣造成的回声的影响，可作为判断预后和确定是否需要手术的参考。

五、急性心肌梗死（Acute myocardial infarction，AMI）

（一）病理与临床

急性心肌梗死（AMI）是指因冠状动脉出现急性阻塞，导致冠状动脉急性、持续性缺血缺氧所引起的心肌坏死。临床上多有剧烈而持久的胸骨后疼痛，休息及硝酸酯类药物不能完全缓解，可并发心律失常、休克或心力衰竭，常可危及生命。

（二）超声表现

典型声像图表现是检出节段性室壁运动异常（图4-7），典型表现为室壁运动减轻、消失及矛盾运动，室壁收缩运动延迟，时间滞后，室壁收缩时的室壁增厚率降低。当出现较大范围的心肌梗死时，正常区室壁运动的同时可出现运动增强，左室乳头肌功能不全时可出现二尖瓣关闭不全，左房、左室扩大，右室心肌梗死可致右室、右房扩大，患者梗死区局部心功能明显降低。

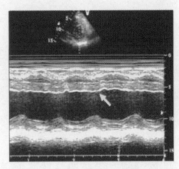

图 4-7　典型声像图

急性心梗的并发症如下。

（1）乳头肌功能失调或断裂；乳头肌回声增强，收缩减弱，二尖瓣前后叶对和不良、脱垂，乳头肌断裂时，腱索呈"连枷样"运动。CDFI见不同程度二尖瓣反流。

（2）室壁瘤形成：梗死心肌或瘢痕组织在左心室内压力作用下形成局限性向外膨隆，瘤体部位室壁变薄，室壁运动消失或呈矛盾运动，收缩及舒张期都会膨出，瘤颈较宽。左室心尖部室壁瘤形成，膨出部位室壁运动消失，如图4-8所示。

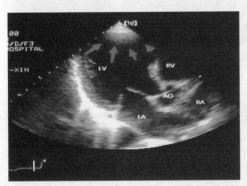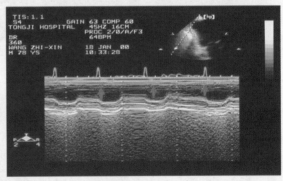

图 4-8　左室心尖部室壁瘤形成，膨出部位室壁运动消失

（3）附壁血栓形成：左室腔内出现异常回声，边缘常清楚，形态不规则；附壁血

栓不活动，基底部较宽与心内膜界限明确，血栓附着处左室壁常有明显运动异常，如图 4-9 所示。

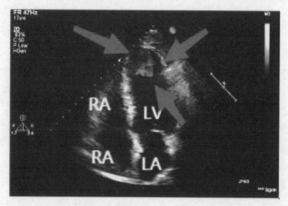

图 4-9　左室腔内出现异常回声，边缘常清楚，形态不规则

（4）急性心包炎，透壁心梗 2~4 天，坏死组织累及心外膜，由于炎性细胞浸润、纤维素性渗出、脱落坏死物等，形成急性纤维素性心包炎，超声表现为透声差的心包积液。

（5）室间隔穿孔：心肌梗死时发生于室间隔的心肌穿孔，形成室间隔缺损，是严重并发症，预后差，病死率高，发生穿孔时 CDFI 可观察到穿孔所致的左向右分流，同时可检测到高速左向右分流频谱，如图 4-10 所示。

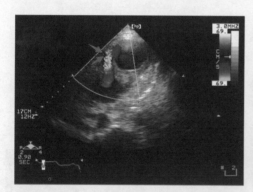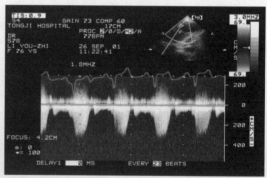

图 4-10　CDFI 可观察到穿孔所致的左向右分流，同时可检测到高速左向右分流频谱

（三）鉴别诊断

（1）主动脉夹层：临床症状有相似，声像图表现为主动脉腔内可见撕裂内膜，呈带状强回声，随心动周期而改变位置，将增宽的主动脉腔分为真、假两腔。

（2）急性肺栓塞：主要表现为右心扩大、室间隔运动异常和肺动脉扩张，有时可直接显示血栓。

（3）急性心包炎：主要表现为心肌改变和心包积液。

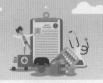

（四）要点及建议

心肌梗死时超声室壁运动异常的位置、范围需详细描述。

六、主动脉窦瘤破裂（Aortic sinus aneurysm）

（一）病理与临床

主动脉窦壁瘤样扩张、发育薄弱，主动脉中层弹力纤维缺乏，在主动脉高压血流的长期冲击作用下，形成向外膨出的囊状或瘤样病变。本病是以右冠窦瘤常见，无冠窦瘤次之，左冠窦瘤少见。多为单个主动脉瘤受累。可破入临近腔室，多破入右心室，其次右心房，破入左心系统、肺动脉、心包腔等部位的罕见。窦瘤破裂起病急骤，表现为突发心前区剧痛、心慌、胸闷甚至晕厥等症状。

（二）超声表现

（1）左室长轴、大动脉短轴及心尖五腔切面均可见主动脉瓣环上窦壁有囊袋样物膨出。当窦瘤破裂时，窦壁回声中断，可见窦壁随血流摆动。

（2）升主动脉增宽，主动脉窦部明显扩张。主动脉窦瘤破裂引起血流分流，相应心腔前负荷增加，腔室增大。窦瘤破入右房，可引起左、右心腔均增大。破入右室，右室、左心增大。破入左心，左心腔增大。破入心包，则引起心包填塞。

（3）CDFI示瘤体内充盈紊乱的五彩血流信号。窦瘤破裂时，血流经破口进入心腔。当破入右室时，分流频谱为双期连续性高速分流信号。破入右房时为负向双期连续性频谱。破入左室时为舒张期分流频谱信号。

二维超声显示右冠窦呈囊袋样突入右心室，瘤壁可见回声中断如图 4-11 所示。

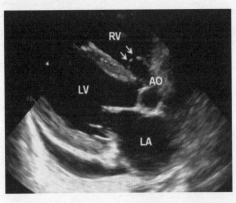

图 4-11　右冠窦呈囊袋样突入右心室，瘤壁可见回声中断

CDFI 显示主动脉瓣上窦壁可见五彩血流信号，经破口流入心腔，如图 4-12 所示。

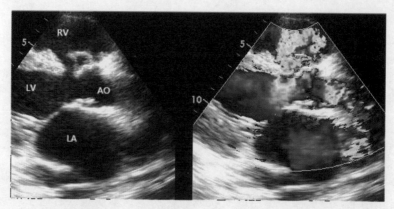

图 4-12　CDFI 显示主动脉瓣上窦壁可见五彩血流信号，经破口流入心腔

（三）鉴别诊断

（1）室间隔膜部瘤缺损：室间隔缺损，位于主动脉瓣下（左室流出道侧），如图 4-13 所示。主动脉窦瘤破裂，连续中断，处位于主动脉瓣上（升主动脉侧），如图 4-14 所示。

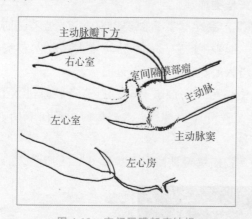

图 4-13　室间隔膜部瘤缺损

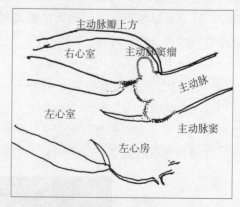

图 4-14　主动脉窦瘤破裂

（2）室间隔缺损一般为收缩期频谱，主动脉窦瘤破裂一般是收缩期及舒张期双期频谱（破入左室为舒张期频谱），如图 4-15 所示。

（3）膜周部室间隔缺损一般是先天的，无疼痛症状，主动脉窦瘤破裂一般之前有主动脉窦瘤，破裂时可有明显胸痛。

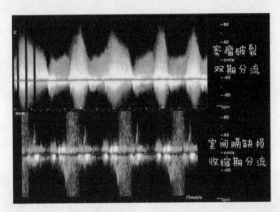

图 4-15　主动脉窦瘤破裂双期频谱，室间隔缺损收缩期频谱

(四) 要点及建议

(1) 超声报告应准确描述主动脉窦瘤位置、破口部位、数量及内外破口内径。

(2) 超声心动图检查对本病准确率极高，当超声显示特征性改变者，应立即进行手术治疗。目前认为介入封堵治疗的适应证为：右冠状窦破入右心系统，分流为左向右，窦瘤破口与主动脉瓣环距离≥7 mm，未累及主动脉瓣，且破口与右冠状动脉开口距离≥5 mm，其余可选择外科手术。

七、急性心力衰竭 (Acute heart failure，AHF)

(一) 病理与临床

急性心力衰竭是由于心脏功能异常而迅速发生或恶化的症状和体征，伴有血浆利钠肽水平的升高。在病理生理学上，急性心力衰竭的主要特征是肺淤血和/或体循环淤血，以及伴有或不伴有组织器官低灌注。临床表现主要为呼吸困难、乏力（活动耐量受限）和/或液体潴留（外周水肿）。主要以左心衰竭多见。

(二) 超声表现

(1) 左心室扩大：由于急性心力衰竭导致的心肌负荷过重，左心室会代偿性扩大以增加心排出量。

(2) 瓣膜反流：心力衰竭患者往往存在瓣膜反流，尤其是二尖瓣和主动脉瓣。这是由于心脏泵血功能下降，导致部分血液在心室舒张期倒流。

(3) 肺动脉高压：急性心力衰竭常常伴有肺动脉高压，导致肺血管直径增大，肺循环血流量增加。

(4) 室壁运动异常：急性心力衰竭时，由于心肌缺血或心肌炎导致的心肌损伤，

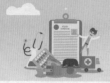

会引起室壁运动异常，如节段性运动减弱或矛盾运动。

（5）射血分数降低：心力衰竭患者的心脏收缩功能下降，射血分数降低。这是心力衰竭的重要指标之一。

（6）心包积液：部分急性心力衰竭患者可能有心包积液，这可能是由于心包毛细血管压力增高、炎症或外伤引起。

急性左心衰竭二维超声显示左心室增大，如图 4-16 所示，M 型超声显示左室壁运动幅度减低，如图 4-17 所示。

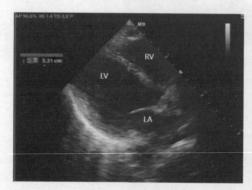
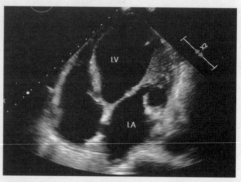

图 4-16　急性左心衰竭二维超声显示左心室增大

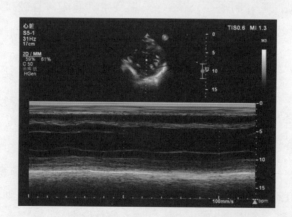

图 4-17　M 型超声显示左室壁运动幅度减低

（三）鉴别诊断

（1）左心衰与右心衰的鉴别诊断：左心衰常表现为肺循环淤血，而右心衰常表现为体循环淤血。超声主要通过观察腔室大小、室壁厚度、心肌运动等方面进行鉴别。

（2）急性心力衰竭与急性心肌梗死的鉴别诊断：急性心肌梗死的患者常表现为胸痛、心肌酶学升高和心电图异常等特征，超声表现具有特异性的节段性室壁运动异常。

（四）要点及建议

（1）急性心力衰竭的超声诊断要点包括观察心脏的结构和功能、评估心功能、发现病因以及监测治疗效果。通过这些信息，医生结合病史及相关检查可以更准确地做出诊断，并制定相应的治疗方案。

（2）多普勒－心脏超声可以用以评估局部或左室和右室功能、瓣膜结构和功能、可能存在的心包病变、急性心肌梗死的机械并发症以及罕见的心脏占位性病变。另外还需要评估心输出量、肺动脉压和测量左室前负荷。

八、心包压塞（Cardiac tamponade syndrome）

（一）病理与临床

心包压塞指心包腔内体增长的速度过快或积液量过大时，压迫心脏，限制心室舒张及血液充盈的现象。心包压塞时，可出现奇脉、颈静脉怒张、呼气时颈静脉扩张（Kussmaul 征）、肝脏肿大、肝颈静脉回流征、周围静脉压升高和淤血，同时伴有心动过速、血压和脉压差降低、心尖冲动减弱或消失、心脏浊音界扩大和心音遥远等体征。临床表现主要有有恶心、焦虑、谵妄，甚至发生休克和意识丧失等。

（二）声像图表现

（1）心包腔内可见无回声暗区显示。

（2）心包腔内压力急剧增加，使右心房、右心室受压变小，右心游离壁出现舒张期"塌陷征"，如图 4-18 所示，心包大量积液，右心游离壁舒张期塌陷。

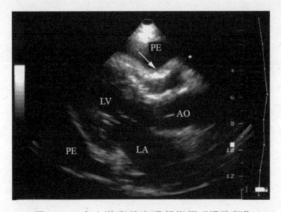

图 4-18　右心游离壁出现舒张期"塌陷征"

下腔静脉扩张，大约 90% 以上的患者都会出现，下腔静脉内径＞21 mm，吸气时内径变小，变化率＜50%，如图 4-19 所示。

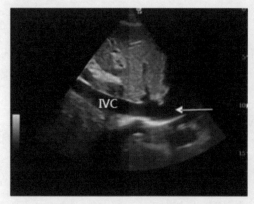 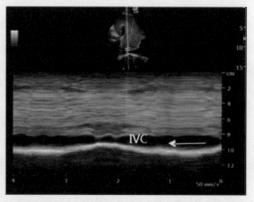

图 4-19　下腔静脉扩张，吸气时内径变小，变化率＜50％

（4）肝静脉扩张，肝静脉血流频谱表现为舒张期峰值血流速度明显降低或消失，反流增加，整个波群呈"W"形；肺静脉血流频谱表现为舒张期血流速度减慢。

（三）鉴别诊断

左侧大量胸腔积液：左侧大量胸腔积液背部探查时常在肩胛线第 7 ～ 9 肋间探及不规则片状液性暗区，左侧胸腔积液时在左心室长轴切面上降主动脉的后方见液性暗区，而心包积液的液体则位于降主动脉前方的心包腔内。

（四）要点与建议

心包积液量与心脏压塞的出现不一定呈正相关，与积液出现速度有关。

九、心脏外伤

（一）病理与临床

心脏外伤分为穿透性心脏损伤和闭合性心脏损伤两大类。穿透性心脏损伤最常见的致伤原因为刀刺伤或因机动车交通事故引起，在胸部钝挫性外伤后造成心肌挫伤，可发生心脏房室腔破裂、室间隔穿孔、心包破裂，亦可见主动脉或心脏瓣膜撕裂等。此外，刀刺或枪弹多导致穿通性心脏损伤。临床常见有胸痛、气急、心悸等，严重者血压下降及休克。

（二）声像图表现

心脏形态可异常，心房、室壁及室间隔表面连续性差或模糊不清，心内血流方向可发生异常，可有心包腔及心脏周围积液。

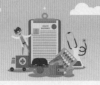

（三）要点及建议

及时发现心脏有无器质性损伤，损伤部位、范围、性质、程度等为进一步诊断和治疗提供有价值的依据，避免盲目处置而延长抢救时间。

十、心内血栓（Thrombi）

（一）病理与临床

心内血栓严重威胁患者生命安全，血栓脱落常导致患者突然死亡。

心脏血栓老年人多见，常发生于左心房。常发生于风湿性心脏瓣膜病，并发于二尖瓣狭窄与心房纤颤，由于左心房压力升高，血流速度缓慢，导致血流瘀滞，再加上风湿性心脏病患者左心房内膜受到损害而变得粗糙，血液容易凝集在受损的左心房壁或左心耳壁心内膜上，从而导致血栓形成。

左心室血栓多见于心肌梗死和扩张型心肌病患者，常发生于心尖部，这是由于左心室内膜缺血和节段性室壁运动减弱，促使血流在局部淤滞，从而导致血栓形成。

1. 根据血栓的回声状态分型分 3 型

（1）强回声伴声影型（图 4-20）。此为机化血栓，即陈旧性血栓，回声致密，后方伴声影，而且位置固定。

（2）稍强回声均质型（图 4-21）。血栓内部回声稍强、均匀，位置较固定，此型为新鲜血栓过渡到机化血栓的中间形态。

（3）烟雾状回声型（图 4-22）。此型难与血液瘀滞区别，血栓回声低，边缘不清晰，容易漏诊，此型为新鲜血栓，形成时间短，容易脱落而导致栓塞并发症。

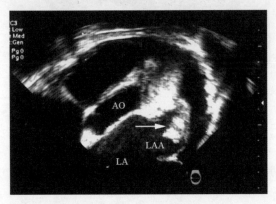

图 4-20 强回声伴声影型

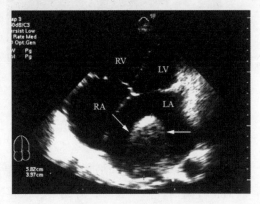

图 4-21 稍强回声均质型

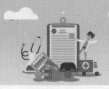

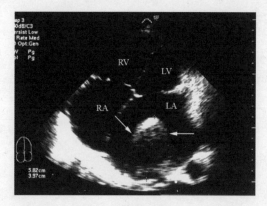

图 4-22　烟雾状回声型

2. 根据血栓的活动度分型分二型

（1）漂浮型血栓（图 4-23）。有一定的活动度，回声似烟雾状，形态如球形，无蒂，在心腔内呈无规律性翻滚、飘动，与心动周期无关，容易脱落。

（2）固定型血栓（图 4-24）。呈椭圆形或半椭圆形，无活动、基底面宽，游离面小，内部回声强，可伴钙化。

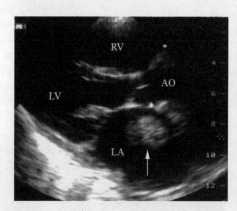

图 4-23　漂浮型血栓

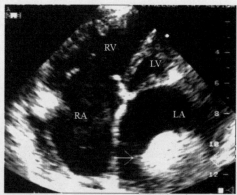

图 4-24　固定型血栓

（二）超声表现

经胸超声心动图多切面扫查，充分显示心内血栓的数目、大小、形态、位置、基底面、游离面、回声强弱、有无蒂、位移等情况。

经食管超声心动图对左心房血栓的敏感性可达 100%，条件适合者均应经食管超声心动图检查。

心脏血栓的超声心动图表现为：

（1）左心房血栓多呈椭圆形或半椭圆形，边缘多不规则，呈中等强度回声或稍低回声，回声不均匀，陈旧性血栓时回声明显增强，血栓基底部增宽，与心壁广泛附着，活动度小或无活动，常发生远离房室瓣而且血流缓慢处（诸如左心耳、左心房后壁等处），可单发也可多发（图4-25）。

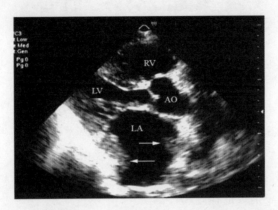

图 4-25　左心房血栓超声心动图

（2）左心室血栓多呈扁平状或椭圆形，基底部宽，附着于左心室心内膜，内部回声多不均匀，外围呈强回声，凸入左心室腔内，以心尖部为最多发部位，活动度小。

（3）彩色多普勒血流表现显示血栓凸入心腔，呈圆形或椭圆形，心腔内出现血流充盈缺损区。

（三）鉴别诊断

1. 左心房血栓的鉴别诊断

（1）左房黏液瘤：形态可发生变化，随心动周期往返于二尖瓣瓣口，有蒂等。

（2）左房云雾影：弥漫分布在左房内，无固定形态，呈漩涡状运动。

2. 左心室血栓的鉴别诊断

（1）左心室肿瘤：左室血栓常发生于心尖部，左室肿瘤位置不定，可无心脏基础疾病，左室心肌造影可见肿瘤内部不同程度的造影剂填充。

（2）左室异位肌束：又称假腱索，左室腔内回声较强的带状回声。

（四）要点及建议

大部分心内血栓位于左心耳（90%），30%合并其他部位血栓，少数患者可见多发血栓，也可见左心耳以外的单发血栓，经胸超声心动图检查左心耳血栓有局限性，经食管超声心动图检查左心耳血栓尤为必要。若基层无法开展，可以行左室心腔造影技术，造影检查可以提高心脏超声图像的清晰度，准确地判断心脏内占位的有无，更加准确地判断心腔大小的改变，提供心腔内更为丰富的血流动力学信息，为心内占位的临床诊断提供更多的诊断信息。

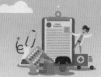

<h1>第二节 >>> 血管</h1>

四肢血管解剖主要涉及动脉和静脉的分布。

（一）动脉系统

上肢动脉：主要来自于锁骨下动脉，其继续延伸为腋动脉、肱动脉、桡动脉和尺动脉等，这些动脉负责为上肢的各个部位提供血液供应。锁骨下动脉是上肢的动脉主干，腋动脉位于腋窝内，是大圆肌下缘续于锁骨下动脉，肱动脉位于上臂内侧，桡动脉和尺动脉则分别位于前臂的桡侧和尺侧。

下肢动脉：主要来自于髂外动脉，其继续延伸为股动脉、腘动脉、胫前动脉、胫后动脉和足背动脉等。这些动脉负责为下肢的各个部位提供血液供应。髂外动脉位于腹股沟韧带中点的深面，自髂总动脉分出后沿腰大肌内侧缘下降，至腹股沟韧带深面股总动脉处。

正常肢体动脉频谱呈三相波形。

（二）静脉系统

上肢静脉：上肢的静脉回流主要通过深静脉和浅静脉两个系统。深静脉包括与同名动脉伴行的静脉，浅静脉包括头静脉、贵要静脉和肘正中静脉等。头静脉起自手背静脉网的桡侧，沿前臂外侧上行至肘窝处，转至前臂前面，继续上行通过肱二头肌外侧沟至三角肌胸大肌间沟，穿锁胸筋膜注入腋静脉或锁骨下静脉。

下肢静脉：下肢的静脉回流也主要通过深静脉和浅静脉两个系统。深静脉包括与同名动脉伴行的静脉，浅静脉包括大隐静脉和小隐静脉等。大隐静脉起自足背静脉弓的内侧端，经内踝前方沿小腿内侧上行，穿过卵圆窝注入股总静脉。小隐静脉起自足背静脉弓的外侧端，经外踝后方沿小腿后面上行至腘窝处，穿深筋膜注入腘静脉。

四肢的主要血管示意图如图 4-26 所示。

一、急性肺动脉栓塞

（一）病理与临床

来自体循环静脉或右侧心腔的栓子机械性阻塞肺动脉，形成肺动脉栓塞，急性肺栓塞导致肺动脉管腔阻塞，血流减少或中断，引起不同程度的血流动力学和气体交换障碍。轻者几无任何症状，重者因肺血管阻力突然增加，肺动脉压升高，压力超负荷导致右心室衰竭，是急性肺栓塞死亡的主要原因。临床表现：急性患者往往有深静脉

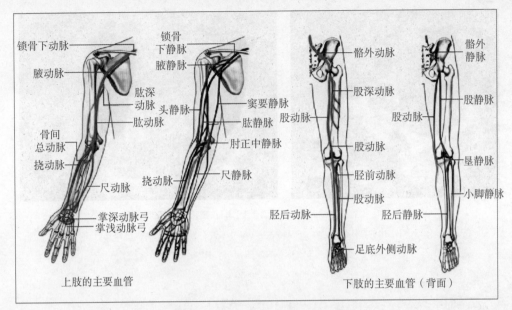

图 4-26　四肢的主要血管示意图

血栓形成、心腔附壁血栓或外伤、分娩等病史。体检常有发热、发绀、呼吸困难、颈静脉压升高和血压降低等，部分可出现奇脉。

（二）超声表现

（1）肺动脉近端或右心腔内可见活动血栓。

（2）右房右室扩大，收缩期室间隔平直，呈 D-形左心室。

（3）下腔静脉内径增宽，其内径变化率随呼吸运动减低。

（4）M 超声心动图评价右心室，右心室收缩功能减低，右心室壁节段性运动异常。

（5）多普勒超声心动图评估肺动脉瓣及三尖瓣的反流程度，连续多普勒估测肺动脉压力。

（三）鉴别诊断

如图 4-27 所示，右肺动脉起始处可见低回声附着，右心房明显增大。

（四）要点与建议

（1）超声心动图可提供急性肺栓塞的直接和间接征象，同时需结合患者血浆 D-二聚体检验结果。

（2）CT 肺动脉造影可直观判断肺动脉栓塞的程度和形态，以及累及的部位及范围。

（3）三尖瓣反流量的大小与肺动脉收缩压无正相关关系，微小的反流量，可能存在较高的反流压差。

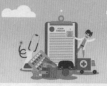

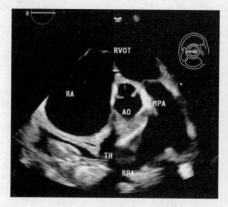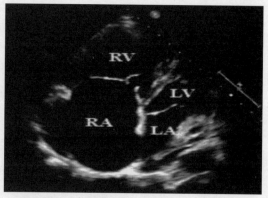

图 4-27 右肺动脉起始处可见低回声附着，右心房明显增大

RA：右心房；RV：右心室；LA：左心房；LV：左心室；MPA：主肺动脉；

AO：主动脉；RVOT：右室流出道；RPA：右肺动脉

二、主动脉夹层（Aortic dissection，AD）

（一）病理与临床

AD 是由于各种原因导致的主动脉内膜、中膜撕裂，主动脉内膜与中膜分离，血液流入，致使主动脉腔被分隔为真腔和假腔。典型的 AD 可以见到位于真、假腔之间的分隔或内膜片。真、假腔可以相通或不通。血液可以在真、假腔之间流动或形成血栓。

DeBakey 将 AD 分为Ⅰ、Ⅱ、Ⅲ型。

Ⅰ型：原发破口位于升主动脉或主动脉弓，夹层累及大部或全部胸升主动脉、主动脉弓、胸降主动脉、腹主动脉；

Ⅱ型：原发破口位于升主动脉，夹层累及升主动脉，少数可累及主动脉弓；

Ⅲ型：原发破口位于左锁骨下动脉以远，夹层范围局限于胸降主动脉为Ⅲa型，向下同时累及腹主动脉为Ⅲb型。

（二）超声表现

（1）单纯主动脉局部中层剥离，或胸主动脉中层剥离后延伸至腹主动脉。

（2）增宽的主动脉内可见剥离的内膜回声，撕裂的内膜将主动脉腔分为真腔、假腔。

（3）CDFI 示原发裂口处多为双向血流，即收缩期血流从真腔流向假腔，舒张期从假腔流入真腔，破裂口处为五彩镶嵌的湍流信号。夹层动脉瘤真腔内血流速度快，色彩明亮，假腔中血流速度慢，颜色暗淡或不易显示。假腔内充满实性回声，无血流，是预后良好的征象。

如图 4-28 所示，降主动脉及腹主动脉内可见内膜片样回声显示，真假腔内可见血流信号显示。

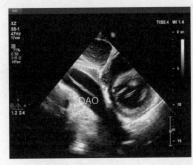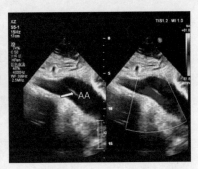

图 4-28 降主动脉及腹主动脉内可见内膜片样回声显示，真假腔内可见血流信号显示

DAO：降主动脉；AA：腹主动脉

（三）鉴别诊断

（1）假性动脉瘤：搏动性囊状肿块，无血管壁结构，囊内回声多变，若囊内无血栓，则表现为无回声；若囊内存在血栓，其回声与形成时长而定；若囊内充满血栓，则与血肿较难鉴别。实时超声通常可发现假性动脉瘤内的漩涡状血流或液平面，CDFI 可表现为双向的湍流信号

（2）真性动脉瘤：动脉呈梭形或者囊状扩张，血管壁结构完整，可有附壁血栓。

（四）要点与建议

（1）主动脉夹层的典型超声心动图表现为主动脉内探及异常撕裂内膜片将主动脉分隔为真假两腔。TEE 对主动脉根部、升主动脉及主动脉瓣有较好的观察效果。

（2）超声检查时可见主动脉破口处不同程度增宽，内呈异常条带状，伴线状回声，在纵切面可见主动脉被分隔成两个腔，而横切面呈双环征。

（3）彩色多普勒可见破口处收缩期真腔有血流束流入假腔，舒张期又反流入真腔，且真腔、假腔内的血流颜色有所不同，前者较为明亮，后者较为黯淡。

三、深静脉血栓

（一）病理与临床

深静脉血栓形成常见于下肢。血栓形成原因主要有静脉壁损伤、静脉血流滞缓和血液高凝状态。静脉壁损伤后可启动外源性凝血途径促进血栓形成。长期卧床、妊娠后期以及左髂总静脉被夹在右髂总动脉和侃骨峡之间的解剖因素等可造成血流淤滞。外伤和手术后以及一些遗传或获得性因素均可致高凝状态。

深静脉血栓主要临床表现为：肿胀、疼痛和浅静脉曲张三大症状。疼痛多为坠痛或钝痛，浅静脉曲张为慢性期侧支循环建立的表现。

（二）超声表现

（1）病变的深静脉管腔增宽，内有实质性回声，部分或全部占据血管腔。深静脉血栓急性期管腔明显增宽，血栓为实质性低回声，随着时间的延长，血栓回声逐渐增强。

（2）探头加压后，静脉管腔不能被压瘪，深吸气时静脉管腔变化不明显，静脉搏动消失。

（3）彩色多普勒检测血栓部位血管腔彩色血流充盈不完全，呈偏心型、虫蚀样或不规则型；彩色血流变窄，速度增快；增强试验不能使血管腔充盈饱满；完全闭塞时，无彩色血流充填，远端血管扩张，并见逆向流动的侧支循环血流。

如图 4-29 所示，右侧股总静脉及股浅静脉内可见低回声填充，加压探头管腔不消失。

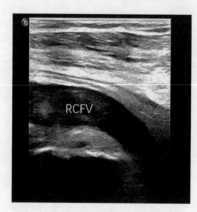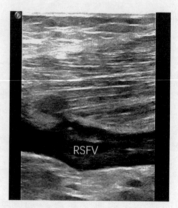

图 4-29　右侧股总静脉及股浅静脉内可见低回声填充，加压探头管腔不消失

RCFA：右侧股总静脉；RSFV：右侧股浅静脉

（三）鉴别诊断

（1）髂总静脉受压综合征：起病较缓慢，多见于女性，经期及妊娠中晚期症状加重，超声显示髂总静脉被髂动脉压迫狭窄或阻断；血管内通常无血栓回声。

（2）深静脉瓣功能不全：临床表现为下肢沉重、疼痛、肿胀，站立或行走加剧。超声显示：静脉壁光滑，连续性好，静脉瓣延长，不能在中间相互闭合，血流倒流。应用彩色多普勒测出蓝色负向血流和频谱，在 Valsalva 试验和增加试验后尤为明显。深静脉瓣变形、增厚、缩短、回声增高，深静脉 腔可压陷，做 Valsalva 试验或增加试验后有明显的反向彩色血流和静脉反流频谱。继发性深静脉瓣功能不全，多为深静脉血栓形成后的后遗改变。超声 显示静脉壁不光滑。

（四）要点与建议

（1）一旦超声观察到漂浮血栓时必须十分小心，避免不必要的局部加压或挤压远端肌肉的操作，以免引起血栓脱落。

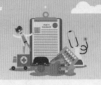

（2）间断加压检查时不应在长轴切面下进行，以免静脉滑出扫查切面而产生静脉被压瘪假象。

四、假性动脉瘤

（一）病理与临床

多由创伤引起，一般发生在四肢或颈部，瘤壁由动脉内膜或周围纤维组织构成，瘤腔与原动脉相通，腔内可有血凝块及机化物。临床可因瘤体破裂、局部压迫、血栓脱落、炎症等引起疼痛、出血、发热及局部包块并有搏动感等症状而急诊就诊。

（二）超声表现

（1）动脉旁无回声包块壁厚而粗糙，无正常动脉三层管壁结构。

（2）动脉与包块间有分流口，分流口内可探及双向血流，瘤体内红蓝相间血流信号。

如图 4-30 所示，右侧股总动脉旁可见无回声区，无正常动脉三层管壁结构，无回声内可见红蓝相间血流信号。

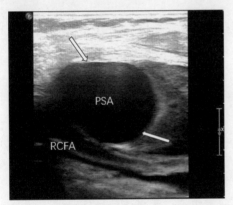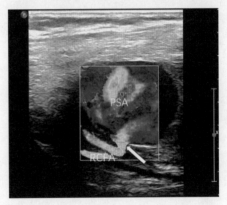

图 4-30　右侧股总动脉旁可见无回声区，无正常动脉三层管壁结构，无回声内可见红蓝相间血流信号

PSA：假性动脉瘤；RCFA：右侧股总动脉

（三）鉴别诊断

真性动脉瘤：动脉呈梭形或者囊状扩张，血管壁结构完整，可有附壁血栓。

夹层动脉瘤：发生于血管内，单纯主动脉局部中层剥离，或胸主动脉中层剥离后延伸至腹主动脉。

（四）要点与建议

（1）着重对穿刺点深处血管扫查，直至发现有无动脉旁无回声区显示。

（2）调节好仪器以更好显示动脉旁无回声区内血流信号。

（3）对动脉开口处行脉冲多普勒检查，并分析血流频谱。

五、急性动脉闭塞

（一）病理与临床

急性动脉栓塞是血栓或进入血管内的异物随血流移动，堵塞动脉，造成血流障碍的急性病变。栓子主要来源：①心源性，如风湿性心脏病、冠状动脉心脏病等；②血管源性，动脉瘤或动脉硬化病灶；③医源性，人造心脏瓣膜、人造血管或动脉穿刺插管等，其中心源性占94%。90%的栓子嵌塞于腹主动脉末端或髂、股、腘动脉的分叉处，小的栓子可流入脑部、内脏和上肢动脉。

临床表现以出现5"P"为特征，即疼痛、感觉异常、麻痹、苍白和动脉搏动减弱或消失。早期疼痛，皮肤苍白、冰冷，动脉搏动减弱或消失，感觉异常，麻痹，运动异常，以后肢体逐渐发紫变黑、坏疽，伴剧烈疼痛。动脉造影显示造影剂在近端骤然中断，终止处在栓子近侧稍有充盈，形似圆顶状，并且缺乏侧支循环。

（二）超声表现

（1）血栓所在部位显示血管腔内团块状低回声，栓塞时间较长的机化血栓回声增高。

（2）动脉血管管壁一般光滑、完整，血栓回声与血管壁分界清楚。

（3）栓塞近端血管管径增宽，搏动增强，偶见血栓随血流冲击向远端移动，栓塞远端搏动消失。

（4）彩色多普勒超声：①不全阻塞型，管腔内彩色血流充填缺损，远端血流暗淡；血栓与血管侧壁间有细窄高速血流、频谱呈双向，有湍流，远端流速明显减低。②完全阻塞型，血流中断，从栓塞部位至远端血管腔内无血流信号显示。

如图4-31所示，右侧股浅动脉内可见低回声填充，无血流信号显示。

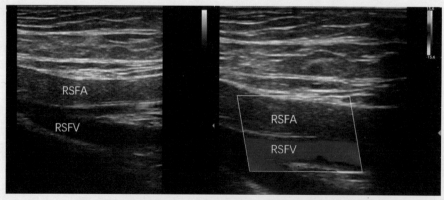

图4-31　右侧股浅动脉内可见低回声填充，无血流信号显示

RSFA：右侧股浅动脉；RSFV：右侧股浅静脉

（三）鉴别诊断

（1）下肢深静脉血栓形成：深静脉血栓形成常表现一侧下肢突然肿胀疼痛，病情严重引起动脉强烈痉挛者应与动脉栓塞鉴别。超声显示髂、股静脉内血栓及血流改变，伴行动脉正常即可准确鉴别。

（2）急性动脉血栓形成：急性动脉血栓形成是在动脉本身病变的基础上形成血栓。如粥样硬化、动脉炎或动脉瘤等，管腔内壁不光滑，局部隆起，已有一定程度狭窄，在某些内外部因素影响下引起动脉血栓形成。超声探测除可测及管腔内血栓回声外，并显示血管壁增厚、内壁不光滑等原有病变的表现。同时患者起病较缓和，临床表现也与之不同，有长期循环功能不全的症状，如麻木、畏寒、间歇性跛行。动脉造影显示受累动脉管壁粗糙、狭窄和节段性阻塞，周围有较多侧支循环。

（3）外压性狭窄：髂、股血管周围肿瘤、肿大淋巴结可压迫动脉血管造成管腔狭窄，产生远端缺血症状。但起病较慢，实质性团块位于管腔之外，血管受压移位、变形，局部管腔变细。CDFI 显示为绕行的五彩高速血流。结合病史较易鉴别。

（四）要点与建议

（1）结合患者临床表现以及心脏病史等，早期诊断较容易。
（2）动脉硬化闭塞症患者需对各个节段的内径以及血流动力学改变进行测量。

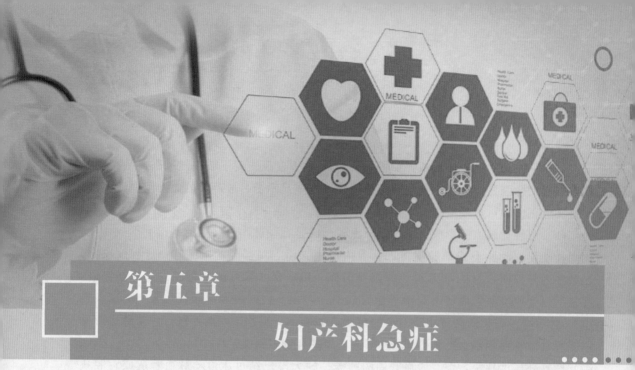

第五章

妇产科急症

第一节 >>> 概述

子宫（Uterus）是中空的肌性器官，壁厚腔小，形似倒置的梨形，有前面后面及两侧缘。子宫分为底、体、峡、颈4部。发育成熟的子宫一般长径7～9 cm，左右径4～5 cm，前后径2～3 cm，子宫体长4～6 cm，宫颈长约3 cm。生育期妇女宫体与宫颈比例为2：1，婴儿期为1：2，绝经后妇女为1：1。

子宫颈内腔呈梭形，为宫颈管，长2.5～3.0 cm，如图5-1所示，主要由

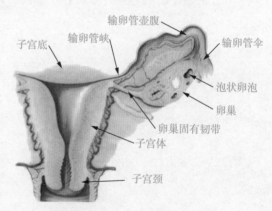

图 5-1 子宫解剖图

结缔组织组成，颈管内膜为柱状上皮，宫颈阴道部覆以鳞状上皮，在宫颈外口与颈管状上皮相邻，即所谓的移行带/磷柱交界。受激素/阴道酸碱度的影响，移行带可上移或外移，为子宫颈癌的好发位置。

子宫体的组织结构：①子宫壁由外向内分为浆膜层、肌层、内膜层；②内膜层表面2/3为功能层，余下1/3为基底层；③功能层有周期性变化。

宫体与宫颈之间最狭窄的部分为子宫峡部，非孕期长约1 cm，临产后形成子宫下段，峡部上端为宫颈解剖学内口，下端为组织学内口。

第二节 >>> 早孕期急症

一、剖宫产瘢痕妊娠（Cesarean scar pregnancy，CSP）

（一）病理与临床

剖宫产术后子宫瘢痕妊娠（cesarean scar pregnancy，CSP）是指植入或密切接触切口的妊娠。随着剖宫产率升高，瘢痕妊娠发生率也随之上升。剖宫产手术造成子宫下段内膜基底层损伤，而子宫内膜基底层腺上皮细胞是修复内膜功能层所必要的条件，瘢痕妊娠时由于着床处底蜕膜发育不良或缺如，绒毛膜直接植入子宫肌层。主要表现为停经后阴道不规则出血，少数伴腹痛。剖宫产瘢痕处的子宫肌层菲薄、瘢痕组织收缩力差，随着孕周的增加，可发展为胎盘植入甚至凶险性前置胎盘，出现子宫破裂、大出血，甚至危及生命等严重并发症。

（二）超声表现

根据孕囊位置与两条假想线的关系："宫腔线"（Uterine cavity line，UCL），即子宫内膜和子宫肌层过渡处的假想线，以及"浆膜线"（Serosal line，SL），即在子宫肌层的外缘假想线，如图 5-2 所示。

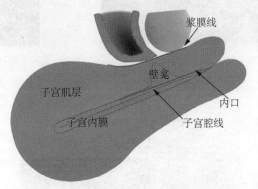

图 5-2　孕囊位置与两条假想线

CSP 可根据孕囊大部分相对于宫腔线的位置关系，及孕囊是否膨出于宫颈/子宫外轮廓以外进行分类。如图 5-3 所示为Ⅰ型：孕囊大部分穿过宫腔线或者宫颈管。Ⅱ型：孕囊大部分嵌入肌层，孕囊大部分未穿过宫腔线。图 5-4 所示为Ⅱa 型孕囊未越过浆膜线，且孕囊完全位于浆膜或宫颈轮廓以内；图 5-5 所示为Ⅱb 型孕囊越过浆膜线，且孕

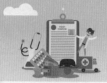

囊部分位于宫颈或子宫外轮廓以外。CSP分型不是固定的，会随着妊娠进展而改变。

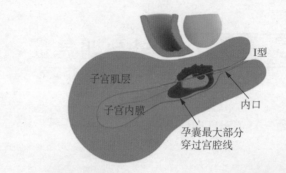

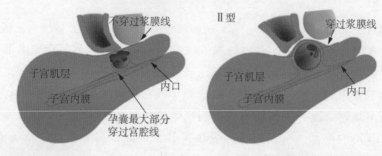

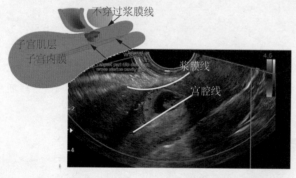

图 5-3　Ⅰ型：孕囊大部分穿过宫腔线或者宫颈管

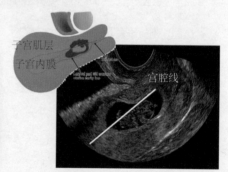

图 5-4　孕囊未越过浆膜线，且孕囊完全位于浆膜或宫颈轮廓以内

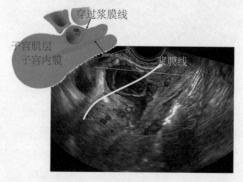

图 5-5　孕囊越过浆膜线，且孕囊部分位于宫颈或子宫外轮廓以外

（三）鉴别诊断

（1）宫颈妊娠：为妊娠囊着床于子宫颈管内，但子宫前壁下段的肌层连续性无中断。盆腔检查时，可发现子宫颈膨大，甚至可呈上小下大的葫芦形，子宫颈可成紫蓝色，但子宫颈外口闭合。鉴别时主要依据是否有剖宫产史，超声检查妊娠囊着床的位置能进一步明确诊断。当妊娠周数较大或包块较大时，区分起来可能比较困难，如患者有剖宫产史，应高度怀疑 CSP。

（2）宫内难免流产：当宫内妊娠难免流产时，宫内妊娠囊向体外排出时暂时停留于前次剖宫产子宫瘢痕处，此时超声检查可以在子宫瘢痕部位见妊娠囊或混合回声包块。鉴别时要注意病史，如有腹痛、阴道流血、子宫颈口张开，多是宫内早孕、难免流产。此外，超声检查需注意妊娠囊或包块在子宫瘢痕处有无高速低阻血流、前次剖宫产子宫瘢痕处的肌层是否有连续性中断。

（四）要点及建议

（1）超声报告应准确描述孕囊大小、孕囊与切口位置关系，与宫腔和浆膜层的位置关系、血管分布、残余肌层厚度，以及孕囊与子宫血管位置关系等。根据是否孕囊大部分穿过宫腔线确定 CSP 类型。

（2）对典型超声图像诊断并不困难，但因患者就诊时间不同，或临床忽略早期超声检查，待检查时已无典型超声图像，易引起误诊。因此，遇到剖宫产史的早孕妇女，尤其伴有阴道出血者，应警惕瘢痕妊娠的可能性，我们应对本病有足够的认识，方可对不典型超声图像做出正确判断。

二、葡萄胎（Hydatidiform mole，HM）

（一）病理与临床

葡萄胎（hydatidiform mole，HM）由妊娠后胎盘绒毛滋养细胞增生，间质水肿而生成，也称水泡状胎块，是一种良性滋养细胞疾病。大多数情况下宫腔内没有胎儿，只有水泡样组织，形似葡萄，因而得名。根据肉眼标本及显微镜下所见特点、染色体核型分析及临床表现，可将 HM 妊娠分为完全性 HM（complete HM，CHM）及部分性 HM（partial HM，PHM）2 种类型。PHM 有胎儿存在，即胎儿与葡萄样组织共同生长；CHM 则宫腔内只有葡萄胎组织，没有胎儿。停经后阴道流血是葡萄胎最早和最常见的症状，发生率一般在 98％以上。流血多为持续少量，以后逐渐增多，反复发作，或连绵不断，严重时可导致患者贫血。

（二）超声表现

（1）典型的 CHM 超声表现：宫腔内弥漫状囊性回声，呈"雪花状""雪花""蜂窝状"或"针状辐射"，完全没有胎儿。如图 5-6 所示为宫腔内弥漫性囊状回声。

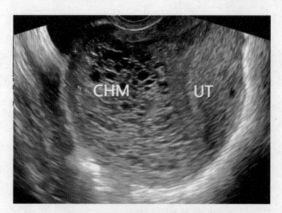

图 5-6 宫腔内弥漫性囊状回声

（2）典型的 PHM 超声表现：存在葡萄样组织伴随胚胎；存在过大的胎盘包含小的囊状区域；存在大的妊娠囊，内部界限不清，被强回声环包围。如图 5-7 所示为葡萄样组织伴随胚胎。

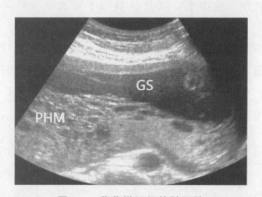

图 5-7 葡萄样组织伴随胚胎

一般要结合血 HCG，异常增高，当 HCG 高于 8×10^4 U/L 而超声未见胎心搏动有助于诊断 HM。

（三）鉴别诊断

（1）稽留流产：葡萄胎子宫多大于孕周，宫腔回声呈蜂窝状，多伴黄素囊肿，早孕反应较重，血 HCG 明显升高；稽留流产子宫多小于孕周，宫内回声杂乱，一部分可呈水泡，排列疏松，不伴黄素囊肿，早孕反应减弱或消失，血 HCG 下降。

（2）枯萎卵：可与部分性葡萄胎相混淆。部分葡萄胎与枯萎卵的主要区别在于胚囊，部分性葡萄胎通常有一个界限模糊的囊，周围环绕着一个强回声的滋养层环；它显示了胚胎的残余。

（四）要点及建议

HM 的血 HCG 大部分超过 8 万 IU/L，但也有小部分低于 8 万 IU/L；大部分表现为子宫增大、宫腔内蜂窝状无回声区（蜂窝状无回声区中可以有类似孕囊的较大者无回声区），但也不能仅仅局限于书本认识，也可以和稽留流产的声像图极为相似几乎无法区分，其早期甚至可以是早孕孕囊的声像图表现；只有少数病例合并卵巢黄素化囊肿；HM 的声像图变化多端，结合病史、血 HCG、声像图、后续发展综合判断。

三、异位妊娠（Ectopic pregnancy）

（一）病理与临床

异位妊娠（ectopic pregnancy）指受精卵在子宫体腔以外着床，俗称宫外孕。异位妊娠破裂是妇产科最常见的急腹症之一，严重危及患者的健康和生命。彩超（经阴式）作为诊断宫外孕的重要检查手段，已被广泛使用。主要包含两方面：①子宫外异位妊娠：输卵管、卵巢、腹腔等；②子宫内异位妊娠：角部、宫颈等。通常，较危急的有输卵管妊娠破裂、间质部妊娠及宫角妊娠。

（二）超声表现

（1）输卵管妊娠破裂超声可见子宫形态饱满，内膜增厚，宫内无胚囊，附件区见不均质回声包块，形态不规则，边界模糊，呈中低混合回声。有血肿包裹时分不清正常卵巢组织回声。合并盆腔、腹腔积液（血）。CDFI：不均质回声区周边可见血流信号。常发生在妊娠 6～12 周。如图 5-8 所示，右侧附件区不均质回声区，周边可见血流信号。如图 5-9 所示，盆腔大量积液，内可见密集细弱光点。

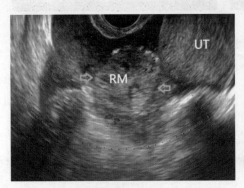
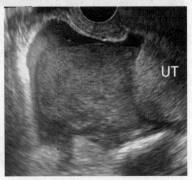

图 5-8　右侧附件区不均质回声区，　　　　图 5-9　盆腔大量积液，
　　　周边可见血流信号　　　　　　　　　　内可见密集细弱光点

（2）间质部妊娠超声可见纵切时子宫增大，宫底部膨隆，胎囊光环极度靠近宫底，胎囊上部围绕的肌层不全或消失；横切时胎囊偏于宫腔一侧，胎囊外侧肌壁不完全。

如图 5-10 所示为一侧间质部妊娠。

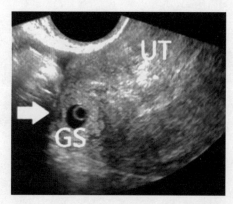

图 5-10　一侧间质部妊娠

（3）角部妊娠超声可见纵切同间质部妊娠，横切时胎囊偏于宫腔一侧，但其周围围绕完整的肌壁。孕囊种植较浅时向宫腔发展，孕卵种植较深，随着妊娠囊增大会导致宫角破裂。如图 5-11 所示为右侧宫角妊娠，如图 5-12 所示为三维超声显示右侧宫角妊娠。

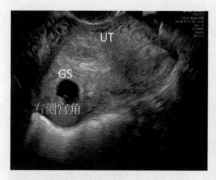
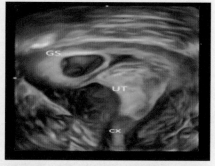

图 5-11　右侧宫角妊娠　　　　图 5-12　三维超声显示右侧宫角妊娠

（三）鉴别诊断

（1）黄体破裂：血 HCG 阴性。

（2）急性盆腔炎：发热，白细胞升高，血 HCG 阴性。

（3）卵巢囊肿扭转：附件较大囊性肿块，血 HCG 阴性，囊肿周边可见螺旋状血流信号。

（四）要点及建议

异位妊娠文字描述起来很简单，但实际操作起来难上加难，经腹难看，经阴道超声虽然看得清，但难以辨别。两者相结合，异位的位置多发，因此，在扫查得过程中应一点一点扫查每一个角落，对于难以显示双侧卵巢的女性可采取以下两种方式：

（1）让患者屁股垫高，抬高臀部可扫查更多区域。

（2）一边扫查一边轻压患者腹部（先告知患者，后轻压），有时可推挤开气体或将卵巢推向探头，有助于显示双附件区。做检查前详细询问病史（重点：月经史）及体征，并参考实验室结果。

第三节 前置胎盘

前置胎盘是指妊娠 28 周后胎盘下缘毗邻或覆盖宫颈内口。前置胎盘是妊娠晚期出血和早产的重要原因，与围产期母儿并发症及死亡密切相关。

（一）高危因素

前置胎盘的高危因素包括流产、宫腔操作、产褥感染，既往前置胎盘、既往剖宫产术等病史，多胎、多产、高龄、吸烟、摄入可卡因、辅助生殖技术等。既往剖宫产术史增加了前置胎盘的发生风险，且风险与剖宫产术的次数呈正相关。因子宫内膜异位症或输卵管因素采取辅助生殖技术治疗的孕妇发生前置胎盘的风险明显升高。

（二）临床表现

症状：妊娠晚期或临产后无诱因、无痛性阴道流血是典型的临床表现。前置胎盘阴道流血往往发生在妊娠 32 周前，可反复发生，量逐渐增多，也可一次就发生大量出血。低置胎盘者阴道流血多发生在妊娠 36 周以后，出血量较少或中等。有不到 10% 的孕妇至足月仍无症状。对于无产前出血的前置胎盘孕妇，要考虑胎盘植入的可能性。

体征：孕妇全身情况与前置胎盘的出血量及出血速度密切相关。反复出血可呈贫血貌，急性大量出血可致失血性休克。

腹部检查：子宫软，无压痛，轮廓清楚，子宫大小与妊娠周数相符。胎位清楚，由于胎盘位置低于胎儿先露部，常伴有胎先露高浮或臀位、横位等异常胎位。

（三）超声表现

前置胎盘（图 5-13）：胎盘完全或部分覆盖子宫颈内口，包括既往的完全性和部分性前置胎盘。

低置胎盘（图 5-14）：胎盘附着于子宫下段，胎盘下缘距子宫颈内口的距离 < 20 mm。包括既往的边缘性前置胎盘和低置胎盘。

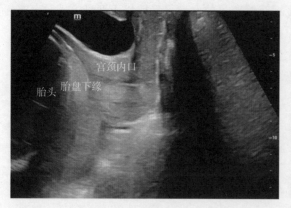

图 5-13　前置胎盘

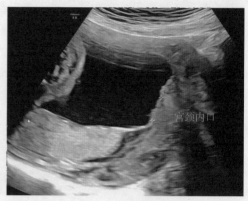

图 5-14　低置胎盘

(四) 特殊类型

　　凶险性前置胎盘 (pernicious placenta previa) 是指既往有剖宫产史, 此次妊娠为前置胎盘, 且胎盘附着于子宫的瘢痕处。凶险性前置胎盘往往伴有胎盘植入, 可导致难以控制的产后出血及其他并发症, 故需引起重视。

　　根据胎盘侵入子宫肌层的深度可分为 3 种类型: ①胎盘粘连型, 指绒毛部分或者完全附着于子宫肌层, 占胎盘植入的 75%～80%; ②胎盘植入型, 指绒毛侵入部分子宫肌层, 但未穿透子宫浆膜层, 约占胎盘植入的 15%; ③胎盘穿透型, 指绒毛穿透子宫肌层并直达浆膜层, 或者突破浆膜层, 常造成子宫破裂, 可侵犯子宫周边脏器, 占 5%～7%。植入与穿透型胎盘植入在临床上极为凶险, 我们定义为凶险型前置胎盘合并胎盘植入。

　　胎盘植入的声像图特征: ①胎盘床后方与子宫肌壁之间的低回声带变薄、不规则或消失, 有时仅见浆膜层线状高回声, 此为胎盘与子宫肌壁之间的静脉丛; ②胎盘实质内有多个大小不等、形态不规则的无回声区, 为胎盘内血窦, 有时可以探及动脉血流, 表现为血流紊乱、湍急, 呈 "泥沙样" "沸水征" 声像, 甚至个别累及子宫肌层, 常称为胎盘陷窝, 也称胎盘腔隙; ③胎盘前方膀胱壁连续性中断或缺失, 膀胱内可见充盈缺损, 提示胎盘植入突破子宫浆膜层可能; ④子宫下段肌层变薄, 胎盘附着处子宫下段肌层厚度小于 1 mm, 或者其子宫下段肌层连续性中断提示胎盘植入; ⑤子宫前壁下段胎盘异常增厚, 异常隆起, 胎盘组织突入邻近器官, 通常是膀胱, 子宫浆膜层完整; ⑥植入性胎盘穿透肌层达浆膜层, 如果植入部位在膀胱后方, 可见膀胱壁的连续性不规则, 且有无回声结构突向膀胱, 多为膀胱后壁与子宫浆膜层交界面增多的丰富血管丛。

　　彩色多普勒是判断胎盘实质、胎盘与子宫肌层及周边脏器 (多为膀胱) 血流分布的基本手段。对凶险性前置胎盘合并胎盘植入的超声征象: ①胎盘内血流增多, 血流紊乱；②胎盘基底部血流信号分布紊乱，呈五彩血流，提示血管扭曲、混叠；③胎盘与子宫肌壁之间出现"架桥"血管，血管从胎盘延伸，穿过子宫肌层，延伸至子宫浆膜以外，到达膀胱或其他器官，经常垂直于子宫肌层；④胎盘植入位置可见高速血流频谱，由子宫肌层进入胎盘内腔隙，在胎盘实质内形成"涡流""湍流"征象。彩色多普勒血流一般对高速血流敏感，如对低速血流显示不清时，可使用能量多普勒。

表　胎盘植入评分量表

	0	1	2
胎盘位置	正常	边缘或低置	完全
胎盘厚度	＜ 3 cm	3 — 5 cm	＞ 5 cm
胎盘后低回声带	连续	局部中断	消失
膀胱线	连续	中断	消失
胎盘陷窝	无	有	融合成片伴沸水征
胎盘基底部血流	血流规则	血流增多、成团	出现"跨界"血管
宫颈血窦	无	有	融合成片伴沸水征
宫颈形态	完整	不完整	消失
剖宫产史	0	1	2
总分			

如图 5-15 所示，胎盘位于前壁，下缘完全覆盖宫颈内口，胎盘实质内可见不规则无回声区，可见翻滚，呈"沸水征"。

如图 5-16 所示，胎盘位于后壁，下缘完全覆盖宫颈内口，胎盘与子宫肌壁见血流增多、紊乱，出现"架桥"血管。

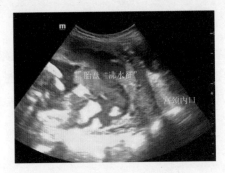
图 5-15　胎盘"沸水征"

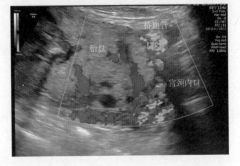
图 5-16　胎盘与子宫肌壁见血流增多、
紊乱，出现"架桥"血管

（五）要点及建议

（1）孕 28 周之前，不报前置胎盘的诊断，报"前置或低置状态"。

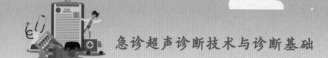

（2）超声检查必须要明确胎盘的位置、与子宫颈内口的关系、子宫颈的长度等，称为超声检查"四要素"，包括：①胎盘附着位置，如前壁、后壁或侧壁等；②胎盘边缘距子宫颈内口的距离或超出子宫颈内口的距离，精确到毫米；③覆盖子宫颈内口处胎盘的厚度；④宫颈管的长度。

（3）在妊娠的任何时期，特别是晚孕期，如怀疑前置胎盘，推荐使用经阴道超声进行检查，其准确性明显高于经腹超声。

（4）避免膀胱过度充盈，增加假阳性。

（5）对于既往有剖宫产术史的前置胎盘患者，应特别注意是否合并胎盘植入。

第四节 >>> 胎盘早剥

胎盘早剥是指在妊娠 20 周后或分娩期，正常位置的胎盘在胎儿娩出前，部分或全部从子宫壁剥离。

（一）病理生理

主要病理改变是底蜕膜出血并形成血肿，使胎盘从附着处分离，内出血急剧增多，可发生子宫胎盘卒中，严重者还可发生弥散性血管内凝血（DIC）等一系列病理改变，危及母儿生命。根据底蜕膜出血并形成血肿的主要病理改变将胎盘早剥分为 3 种类型：①显性剥离：底蜕膜出血，量少时无明显临床表现，血肿增大可出现阴道流血。②隐性剥离：底蜕膜出血，血液积聚于胎盘和子宫壁之间，无阴道流血。③混合型出血：胎盘后血液增多到一定程度后由胎盘边缘及胎膜向外流出，偶有溢入羊水者。

（二）临床表现

胎盘早剥的典型症状是阴道出血、腹痛、子宫收缩和子宫压痛。出血特征为陈旧性不凝血。绝大多数发生在孕 34 周以后。往往是胎盘早剥的严重程度与阴道出血量不相符。后壁胎盘的隐性剥离多表现为腰背部疼痛，子宫压痛可不明显。部分胎盘早剥伴有宫缩，但宫缩频率高、幅度低，间歇期也不能完全放松。

（三）超声表现

（1）剥离早期：胎盘与子宫壁间见边缘粗糙、形态不规则的液性暗区，其内可见散在斑点状高回声、不均质低回声或杂乱回声，有时为条带状回声；有血性羊水时，羊水内可出现散在漂浮的小光点回声；有时胎盘后无明显血肿声像，仅有胎盘异常增厚，呈不均质增强回声；有时凝血块突入羊膜腔，形成羊膜腔内肿块，为较危重胎盘早剥的声像。

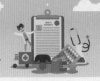

（2）剥离后期：出血不多且自行停止后，胎盘后血肿数天后逐渐液化，内回声变为无回声，与子宫壁界限分明；以后血肿机化，表现为不均质高回声团。

如图 5-17 所示，胎盘位于后壁，胎盘局限性增厚，内见不均质低回声区，边界不清。如图 5-18 所示，胎盘位于前壁，胎盘局限性增厚，内见斑点状高回声区，边界不清。如图 5-19 所示，胎盘位于前壁，胎盘内见不均质高回声团，内未见明显血流信号显示。

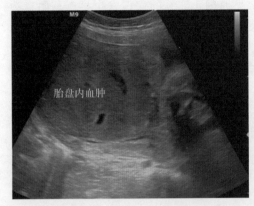

图 5-17　胎盘位于后壁，胎盘局限性增厚，内见不均质低回声区，边界不清

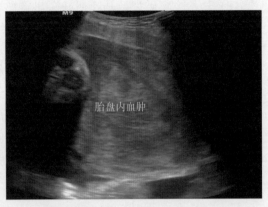

图 5-18　胎盘位于前壁，胎盘局限性增厚，内见斑点状高回声区，边界不清

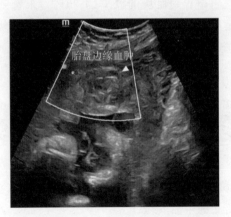

图 5-19　胎盘位于前壁，胎盘内见不均质高回声团，内未见明显血流信号显示

（四）鉴别诊断

（1）先兆子宫破裂：先兆子宫破裂多发生于有前次剖宫产史及出现产程梗阻者，大多由于产程时间长及宫缩强而频密，表现为产妇出现精神异常，烦躁不安，下腹部疼痛难忍，脉搏细数，呼吸急促，可有少量阴道流血，有排尿困难及血尿，胎动增加，胎心加快或减慢，子宫上下段之间出现病理性缩复环，随产程延长而逐渐升高，子宫

局部有压痛，有时可清楚触及胎儿身体部分，超声检查胎盘后无血肿，产后检查胎盘正常。

（2）前置胎盘：胎盘附着于子宫下段、甚至胎盘下缘达到或覆盖宫颈内口处，其位置低于胎儿先露部，称为前置胎盘。典型症状是妊娠晚期或临产时发生无任何诱因、无痛性阴道流血。Ⅰ级胎盘早剥症状轻且不典型，经临床检查不能确诊，行超声检查多可排除该诊断。

（3）边缘血窦破裂：是晚期妊娠出血的常见原因，50％的病例发生早产。胎盘边缘缺乏蜕膜、绒毛膜和羊膜的覆盖，胎盘边缘血窦壁薄、易破坏而常致产前出血，反复发作，大部分为无痛性流血，血量较少，病情较轻。偶有出血量超过 300 ml 者，与Ⅰ级胎盘早剥难以鉴别。确诊通常只有在产后检查胎盘边缘血窦有血块覆盖方能确定其诊断，胎盘表面正常。

（4）其他原因：超声检查除外前置胎盘后，尚需与其他可造成产前出血的疾病相鉴别，通过窥器检查有无引起大出血的其他原因，如宫颈癌、宫颈息肉、重度宫颈柱状上皮异位、黏膜下子宫肌瘤、血尿和痔疮出血等。通过仔细询问病史及检查，诊断不难确定。

（五）注意事项

（1）剥离面积小、临床症状轻或后壁胎盘早剥时容易漏诊，扫查时应非常仔细。

（2）需要强调的是：超声看到血块的概率约 25％，未看到胎盘后血肿也不能排除胎盘早剥的可能，特别是后壁的胎盘。超声检查不是诊断胎盘早剥的敏感手段，准确率在 25％左右。超声检查无异常发现也不能排除胎盘早剥。

第五节 >>> 子宫破裂

子宫破裂（rupture of uterus）是指在妊娠期或分娩期子宫体部或子宫下段发生裂开，可直接危及产妇及胎儿的生命安全。

（一）病理生理

娠期子宫破裂常见的高危因素有子宫手术史（瘢痕子宫）、多次宫腔操作史、子宫畸形、子宫破裂史、胎盘植入、结缔组织疾病等；妊娠早、中期基本与妊娠晚期相似；可单一存在，亦可同时合并多种因素；自发性破裂多于损伤性。

子宫破裂分完全性破裂与不完全性破裂。完全性子宫破裂是指子宫壁三层结构完全裂开；不完全性子宫破裂也称作为子宫裂开，是指子宫壁黏膜层（子宫内膜）和肌层裂开，但浆膜层完整。

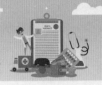

（二）临床表现

子宫破裂发生通常是渐进的，多数由先兆子宫破裂进展为子宫破裂。典型子宫破裂表现为腹痛、胎心监护（CTG）异常、阴道流血三联征，以腹痛最常见。根据子宫破裂发生原因、孕周、病情进展、破裂程度、破裂部位、数目、母儿及周围血管脏器受累情况等，临床表现多样、部分孕妇无症状或症状不典型、存在隐匿性。其他临床征象包括不规则宫缩、腹泻、呕吐、腹膜刺激征、晕厥、血红蛋白及血小板计数进行性下降、休克前期/休克、胎动消失等；随着裂口扩大，可出现胎盘剥离，血液、羊膜囊甚至羊水、胎盘、胎儿可进入腹腔等；若破裂口累及胎盘、脏器血管等可导致急性大出血；若破裂发生在子宫侧壁阔韧带两叶之间，形成阔韧带内血肿；累及膀胱等，可导致血尿。

（三）超声表现

不完全性子宫破裂超声表现：子宫壁肌层连续中断、羊膜腔自宫壁断口囊状膨出至子宫外（膨出至子宫外的囊内有时可见脐带或胎儿肢体）；完全性子宫破裂超声表现：子宫壁完全性中断、子宫外的腹膜腔内游离液、腹腔游离液体中见脐带或子宫外的胎儿部位（胎头或肢体等）。

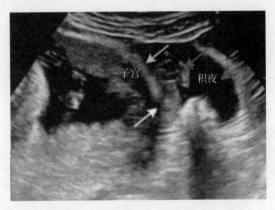

如图 5-20 所示，子宫左侧宫底部肌层菲薄，局部连续性中断，其外侧见混合回声区，周边见游离性液体。

图 5-20　外侧见混合回声区，周边见游离性液体

（四）要点及建议

（1）目前瘢痕子宫成为子宫破裂的常见元凶，而影响瘢痕子宫发病的主要危险因素为子宫下段剖宫产术，当子宫瘢痕妇女妊娠时，合并前置胎盘及胎盘植入的风险将明显增加，同时子宫破裂的风险也显著增加。

（2）不完全性子宫破裂孕妇不容易被察觉，一般发生在妊娠晚期或者分娩期，超声检查是首选的检查手段，无辐射，非常便捷、具有一定的实时性，并有利于实时的动态观察。但目前没有规范的统一测量标准，且测量也受多种因素的影响，例如测量位置、测量次数和膀胱充盈度等。

（3）采用超声测量子宫瘢痕孕妇子宫下段全层厚度变化情况，除了测量子宫下段肌层厚度外，还应关注肌层连续性、回声以及羊膜腔的情况。

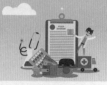
第六节 >>> 宫颈机能不全

(一) 病理与临床

由于先天或后天各种原因导致宫颈内口括约肌形态、结构或功能缺陷，致使非分娩状态下宫颈发生病理性扩张、无痛性的宫颈管消退、宫口的扩张，羊膜囊突出、胎膜破裂，最终发生流产或早产，此情况称为"宫颈机能不全"（CIC）。发生率为0.1%～1.0%，是复发性中晚期妊娠流产及早产的重要原因。宫颈内口无真正括约肌，多由上皮、腺体、结缔组织及平滑肌组成，其中结缔组织占85%，平滑肌占15%。结缔组织主要由胶原纤维组成，弹性强，对妊娠宫颈起到括约肌的功能。图5-21为正常子宫颈，图5-22所示为子宫颈机能不全导致羊膜囊突出。

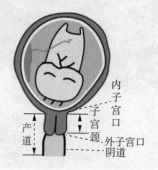

图5-21 正常子宫颈

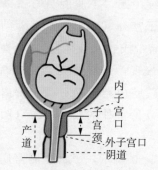

图5-22 子宫颈机能不全导致羊膜囊突出

(二) 超声表现

(1) 宫颈管长径≤25 mm。

(2) 宫颈内口分离>15 mm。

(3) 宫颈管内可见凸出的羊膜囊。

(4) 宫颈管宽度>6 mm。

以上情况符合其中之一即可诊断宫颈机能不全 CIC。

如图5-23所示为正常妊娠期子宫颈声像图，如图5-24所示为妊娠期宫颈机能不全声像图。

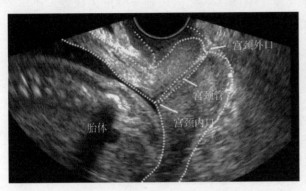
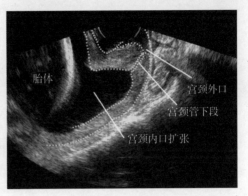

图 5-23 正常妊娠期子宫颈声像图　　　　图 5-24 妊娠期宫颈机能不全声像图

在宫颈管＜25 mm 的孕妇中，宫颈长度每减少 1 mm，自发性早产的风险增加
3％；宫颈长度≤15 mm 对于早产的阳性预测值为 50％，阴性预测值＞95％；宫颈长
度为 5 mm 时，发生早产的风险为 80％；宫颈长度为 30 mm 时，发生早产的风险为
1％。目前多数研究以宫颈长度＜25 mm 作为选择宫颈环扎手术的临界值。

（三）要点及建议

超声应记录宫颈管有效长度，内口开放或闭合，开放的长与宽，有无宫颈漏斗形
成等情况。宫颈缩短或漏斗形成常见于 18～22 周，怀疑有宫颈机能不全的孕妇，可于
14～16 周开始监测宫颈的变化情况。孕 30 周以后的无症状孕妇，宫颈管长度小于 25
mm，尤其是 15～24 mm 可以是生理性的，与早产风险增加无关。单纯的宫颈缩短不
完全等同于宫颈机能不全，超声检测宫颈应结合病史或其他临床状况做出诊断。

第七节 ▶▶▶ 妇科急腹症

一、卵巢黄体囊肿破裂

（一）临床与病理

卵巢内成熟卵泡排卵后形成黄体，正常成熟黄体直径 2～3 cm，若黄体腔内有大量
积液，腔内直径超过 3 cm 以上时称黄体囊肿。

临床表现：卵巢黄体血管化时期容易破裂，一般先在内部出血，囊内压增加，继
而引起破裂、出血，黄体破裂大多发生在月经周期第 20～27 天，临床表现破裂时腹

痛、腹胀，无停经史，尿妊娠试验阴性（或血 HCG 不高）。严重者可出现休克，血压下降。下腹压痛反跳痛，移动性浊音阳性。宫颈举痛，后穹隆饱满。子宫一侧可触及包块，触痛明显。卵巢黄体破裂如出血不多可保守治疗，当出血量大，不能止血时需要手术治疗。

（二）超声表现

（1）子宫大小、形态正常，内膜呈分泌期改变。

（2）一侧卵巢内可见不规则液性暗区，内可见光点或网状中强回声，形态不规则，局部可稍微凸向卵巢外，内部无血流信号显示，如图 5-25 所示，左侧卵巢内可见一大小约 3.2 cm×3.5 cm 不均质团块，内可见液性暗区。

（3）盆腔可探及游离液性暗区，如图 5-26 所示，突发下腹疼痛，右侧卵巢内可见不均质团块，盆腔可见大量积液。

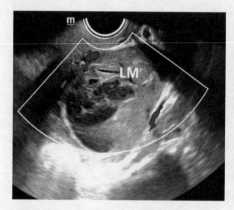
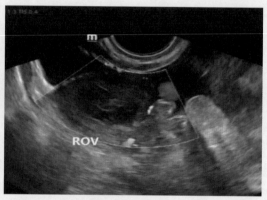

图 5-25　左侧卵巢内可见一大小约　　　　图 5-26　右侧卵巢内可见不均质团块，
3.2 cm×3.5 cm 不均质团块，内可见液性暗区　　　　盆腔可见大量积液

（三）鉴别诊断

（1）异位妊娠破裂　异位妊娠者有性交史和停经史，血、尿 HCG 化验呈阳性结果，盆腔包块通常偏大，且整体呈混合回声，不能探及与之相连的相对正常的卵巢组织，子宫内膜呈蜕膜样改变。

（2）卵巢扭转　卵巢扭转主要表现为卵巢增大，形态饱满，其内部结构大致正常，无异常低－无回声区。

（四）要点及建议

卵巢黄体破裂与月经周期关系密切，应详细询问月经史。经阴道彩超检查显示卵巢更清楚，无性生活史患者可以考虑经直肠检查。彩色多普勒超声检查能动态观察附件包块及盆腔积液量，为卵巢黄体破裂的早期诊断及选择合适的治疗方案提供可靠依据，具有重要的临床应用价值。

二、卵巢肿瘤蒂扭转

（一）临床与病理

卵巢肿瘤蒂扭转是妇科较常见的急腹症之一，其扭转部位可以在卵巢韧带处、输卵管及系膜处，多见于带蒂且无粘连的肿瘤，发生率12%～15%。卵巢肿瘤扭转好发于瘤蒂长、中等大、活动度良好、重心偏于一侧的肿瘤（如畸胎瘤）。常在患者突然改变体位时，或妊娠期、产褥期子宫大小，位置改变时发生蒂扭转。蒂扭转与腹压急剧变化、肠蠕动增加有关。扭转可以半圈到数圈，扭转后血运受阻，缺血缺氧导致坏死、破裂、渗出及继发感染等。

临床表现为有盆腔或附件包块史的患者突发一侧下腹剧痛，常伴恶心、呕吐甚至休克。当扭转蒂部自然复位或肿瘤完全坏死时，腹痛可减轻。

（二）超声表现

（1）子宫大小、形态正常，盆腔内可见囊性或混合性肿块回声，多与周围边界清（图5-27）。

（2）由于扭转导致血运减少或消失，肿块内部及周边无血流信号显示，或仅见少许点状血流信号显示；另一方面，易发生扭转的肿物以囊性畸胎瘤、浆液性囊腺瘤等囊性或囊实混合性肿块为多，尤其是年轻女性以囊性畸胎瘤为多，这一类肿物内部及囊壁本身即为乏血供或无血供的（图5-28和图5-29）。

（3）盆腔无明显游离液性暗区。

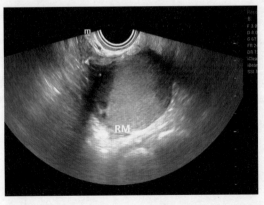

图 5-27　子宫大小、形态正常，盆腔内可见囊性或混合性肿块回声

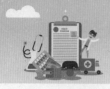

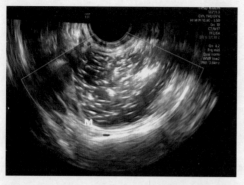

图5-28　肿块内部及周边无血流信号显示，或仅见少许点状血流信号显示

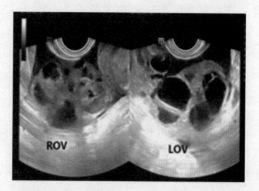

图5-29　囊性畸胎瘤、浆液性囊腺瘤等囊性或囊实混合性肿块为多

（三）鉴别诊断

（1）阑尾周围脓肿　阑尾脓肿有转移性右下腹疼痛，发热，而卵巢肿瘤肿扭转常为突然腹痛，不发热。超声图像阑尾脓肿为右下腹实性或混合性包块，以及周围不规则液性暗区，边界毛糙，形态不规则，有时可见气体反射或伴有声影的粪石回声。

（2）异位妊娠　盆腔一侧有混合性包块，边界不清晰。子宫增大、饱满。内膜回声不均匀，陶氏腔可有积液。临床上多有停经史，阴道不规则出血，HCG阳性，故一般不难诊断。

（3）卵巢黄体囊肿或滤泡囊肿破裂　首先可见囊肿破裂后盆腔内有游离性液性暗区，盆腔内无明显包块回声。

（4）子宫肌瘤蒂扭转　带蒂子宫浆膜下肌瘤也可以发生扭转，但扭转肿块与子宫肌层回声相似，仔细扫查可见蒂部与子宫体相连，双侧卵巢正常。

（四）要点及建议

卵巢肿瘤蒂扭转是妇科常见急腹症之一，临床缺乏特异性体征，较易误诊。发生蒂扭转的卵巢肿瘤一般体积较大，经腹探查超声诊断的准确率较高，且操作简单，可为临床提供较为有效的诊治依据。

三、急性附件炎

（一）临床与病理

急性附件炎为输卵管炎、卵巢炎两者同时发炎，多为双侧性。上行感染波及输卵管内膜引起炎症，随着炎症蔓延大概是输卵管炎→输卵管积脓→输卵管卵巢脓肿→盆腔脓肿。

临床表现：病人发热、腹痛、腹胀、便秘。下腹部压痛显著，以腹股沟韧带中点上方 1.5～2 cm 处最为明显。严重者拒按，腹肌强直，反跳痛明显。妇科检查阴道有脓性分泌物，宫颈有不同程度红肿。双合诊宫颈举痛较剧，因腹肌紧张，盆腔情况难以查清。一般情况下子宫较固定，有剧烈触痛，两侧附件区触痛显著，不易摸清附件肿块。

（二）超声表现

（1）急性附件炎早期仅见输卵管轻度增粗肿大，卵巢饱满，回声衰减。

（2）急性输卵管积脓一侧或者双侧附件区可见不规则条状无回声区，形似腊肠样，边界欠清晰，部分内可见细弱光点浮动（图 5-30）。

（3）输卵管卵巢脓肿可为双侧或单侧，大多为囊性附件包块，由于粘连而呈不规则外形，壁较厚，内可见不光滑的分隔，液性暗区内可见絮状物。如图 5-31 所示，输卵管积脓，左侧输卵管形似腊肠状。

（4）盆腔脓肿为盆腔内有边界不清、形态不规则的混合包块，多位于子宫直肠窝内，内部可见条状、片状中－高回声缓慢移动或漂浮。

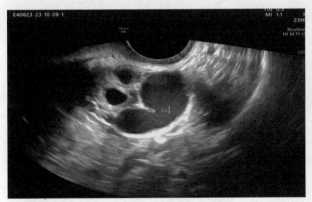
图 5-30　急性输卵管积脓

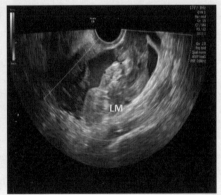
图 5-31　输卵管卵巢脓肿

（三）鉴别诊断

（1）子宫内膜异位症　异位的卵巢囊肿是子宫内膜周期性出血积聚形成囊性肿块伴光点，容易误诊为附件炎性包块，异位的卵巢囊肿多位于子宫后方，病程长，有随月经周期呈周期性腹痛的特点。

（2）异位妊娠破裂　异位妊娠破裂临床表现为腹痛和盆腔包块，有时与输卵管卵巢脓肿很相似，异位妊娠破裂有停经史、阴道不规则流血、突发性下腹痛为主要症状，妊娠试验阳性。异位妊娠破裂声像图为破出的胚胎组织及血块凝固或机化，形成边界不清、内部回声不均匀的团块，腹盆腔积液可有散在光点，后穹隆穿刺可抽出不凝血。

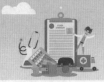

（四）要点及建议

超声检查是一种快速、经济、便捷、无创的检查手段，诊断急性盆腔炎具有操作简单、准确率高等优势，能估计炎症范围，有无脓肿形或，双侧输卵管有无积液回声，盆腔内有无积液等。尤其是超声引导下穿刺，对病原菌诊断、鉴别诊断及指导用药具有重要意义。

四、卵巢过度刺激综合征

（一）临床与病理

卵巢过度刺激综合征（OHSS）为体外受孕辅助生育的主要并发症之一，是一种人体对促排卵药物产生的过度反应，以双侧卵巢多个卵泡发育、卵巢增大、毛细血管通透性异常、异常体液和蛋白外渗进入人体第三间隙为特征而引起的一系列临床症状的并发症。

OHSS 主要临床表现为卵巢囊性增大、毛细血管通透性增加、体液积聚于组织间隙，引起腹腔积液、胸腔积液，患者恶心、呕吐、腹胀、水和电解质平衡紊乱等。

（二）超声表现

（1）卵巢增大，轻度者增大至 5.0～7.0 cm，中度者增大至 7.0～10.0 cm，重度者增大至 10.0 cm 以上。

（2）卵巢内可见多个体积较大的无回声区，为增大的卵泡或黄素囊肿。由于这些无回声区的存在，可使卵巢形态不规则。如图 5-32 所示，双侧卵巢体积明显增大，内可见增大的卵泡。

（3）严重者盆腔、腹腔、胸腔甚至心包腔可探查到积液。

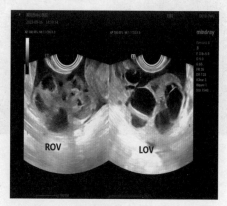

图 5-32　双侧卵巢体积明显增大，内可见增大的卵泡

（三）鉴别诊断

（1）多囊卵巢综合征　该疾病患者多表现为雄激素水平升高，超声检查发现一侧或双侧卵巢存在 10 个或以上直径为 2～9 mm 的窦卵泡，不向卵巢表面突起，不伴有胸腹水等症状。

（2）卵巢良性囊肿　超声提示卵巢囊肿多呈单发，囊壁光滑且薄，囊液密度均匀，多无胸水、腹水等症状。

（四）要点及建议

本病属于医源性疾病，发生在人工辅助生殖过程，只要结合临床病史资料，可见做出明确诊断，做到早期诊断、早期对症综合治疗，延缓卵巢过度刺激综合征的病程进展，以期获得良好的治疗效果，避免不良结局的发生。

五、子宫穿孔

（一）临床与病理

子宫穿孔是指宫腔手术所造成的子宫壁全层损伤，是致使宫腔与腹腔，或其他脏器相通。可见于放置或取出宫内节育器、人工流产、中期引产、诊刮术、宫腔镜手术等，多为手术操作不当所致，轻者探针穿孔，尚可因子宫收缩而自愈，无不良后果。重者穿孔较大，出血多，甚至拉出大网膜等，导致腹腔内出血、阔韧带内血肿及继发性腹膜炎。必须及时诊断处理，以免发生严重后果。

（二）超声表现

根据使用的器械不同，造成不同程度的子宫损伤，可有不同的超声表现。

（1）探针穿孔或节育环穿孔，子宫肌层被穿过的探针损伤，穿孔较小，经阴道超声检查可见肌层细条状稍高回声，穿透浆膜层时可见浆膜层局部回声不连续，如图 5-33 所示。

（2）吸管穿孔因吸管较粗，穿透肌层时损伤形成的孔道较宽，穿孔处可见肌层回声中断，多呈低回声，若有气体吸入，则呈条状强回声，近端与宫腔相通，远端穿透肌层。

（3）当肌壁严重刮损有较多出血时，超声检查可见局部较粗的高回声带，边缘粗糙；当穿孔较大时，腹腔内容物可经孔道进入肌层，甚至宫腔内。子宫周围和子宫直肠陷窝可因有内出血而见无回声区。

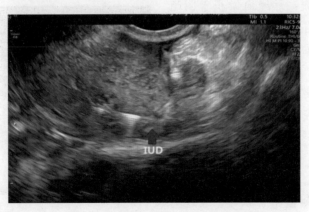

图 5-33 可见肌层细条状稍高回声

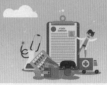
（三）鉴别诊断

（1）子宫肌层钙化斑：子宫肌层出现强回声斑，但范围局限，不与宫腔和子宫外相通。

（2）超声伪像：多见于有节育器患者声像图，特别节育器移位时，节育器强回声会形成一定干扰，要多角度扫查。

（四）要点及建议

子宫穿孔诊断主要依据临床症状和超声检查。阴道超声可清晰显示穿孔的部位及大小，具有可重复性、无创伤性的特点，并可帮助判断穿孔处有无嵌顿物。当子宫穿孔明确诊断后根据有无内脏嵌顿或内出血可选择不同的治疗方案。

六、处女膜闭锁

（一）临床与病理

处女膜是位于阴道外口和会阴的交界处的膜性组织，正常处女膜分为有孔型、半月型、筛状、隔状、微孔型。如完全无孔隙，则为处女膜闭锁，是女性生殖器官发育异常中较常见的类型。处女膜闭锁多于月经初潮后发现，如子宫及阴道发育正常，初潮后经血积存于阴道内，继之扩展到子宫，形成阴道子宫积血，积血过多可流入输卵管，通过伞部进入腹腔，伞部附近的腹膜受经血刺激发生水肿、粘连，致使输卵管伞部闭锁，形成阴道、子宫、输卵管积血。

临床表现：青春期后无月经初潮，逐渐加重的周期性下腹痛，下腹部触摸到包块，并且逐月增大，严重时伴有便秘、尿频或尿潴留，便秘、肛门坠胀等症状。

（二）超声表现

（1）阴道积血：月经血淤积于阴道内，声像图可见宫颈下方条形液性暗区，边界清楚，内为无回声或细小密集光点，加压探头，细小光点浮动。

（2）阴道宫腔积血：随着阴道内积血增多，造成宫腔积血时，可见宫颈管、宫腔扩张，宫腔内的液性暗区与阴道内液性暗区相连通，如图 5-34 所示。

（3）阴道、宫腔和输卵管积血：严重积血可导致双侧输卵管积血，表现为阴道、宫腔及双侧输卵管均可见无回声积液。

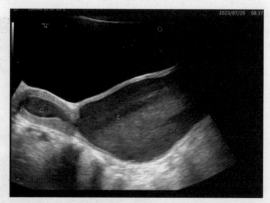

图 5-34　可见宫颈管、宫腔扩张，宫腔内的液性暗区与阴道内液性暗区相连通

（三）鉴别诊断

（1）阴道闭锁：宫腔下段、宫颈管、阴道部分扩张，液性暗区内有细小光点，腹部超声可显示阴道内无回声区下缘；经会阴扫查可以帮助鉴别处女膜闭锁或阴道闭锁，测量闭锁段的厚度。阴道闭锁时，闭锁段阴道闭合气线消失。

（2）卵巢囊肿：大量阴道积血呈椭圆形，有时会误以为卵巢囊肿，卵巢囊肿通常位于子宫后方或两侧，卵巢囊肿与子宫宫腔不相通。

（四）要点与建议

超声有无创伤、无痛苦、可随意进行多角度多切面重复检查的优点，声像图具有特异性，诊断准确迅速，可作为本病首选的检查方法。超声可估测本病的积血部位、范围及程度，且能判定预后，如为单纯的阴道或子宫积血预后则好；在此基础上又有输卵管及盆腔内的积血时，尽管阴道宫腔内积血可解除，但输卵管及盆腔内的积血无法清除，长期存在，导致上述各部不同程度的炎症或粘连而引起相应的并发症。因此，超声尽早做出诊断，及时进行治疗，对防止并发症的发生具有极其重要的临床价值。

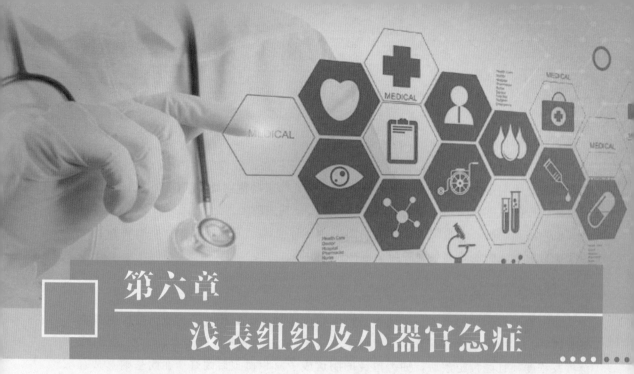

第六章
浅表组织及小器官急症

第一节 >>> 甲状腺

甲状腺是成年人体内最大的内分泌腺，由左右侧叶及连接两侧叶的峡部组成，呈 H 形横跨于气管上段。多数人有锥状叶，在峡部或左右侧叶间突向上方，可达舌骨，是甲状舌管的遗留组织。甲状腺表面覆盖两层被膜，外层称甲状腺假被膜，覆盖甲状腺的前面和两侧；内层称甲状腺真被膜，贴于腺体组织表面，并伸入腺体内，将腺体分隔为若干小叶。

甲状腺的血供非常丰富，主要由双侧的甲状腺上、下动脉及少数人存在的甲状腺最下动脉构成。甲状腺的静脉起自甲状腺腺体的表面和气管旁的静脉丛，分为上、中、下三对静脉。甲状腺解剖图如图 6-1 所示。

一、急性甲状腺炎 (Acute suppurative thyroiditis，AST)

（一）病理与临床

较少见，甲状腺有丰富的血管和淋巴管，不容易发生病原体感染，当机体免疫力低下、甲状腺结构异常、医源性损伤或合并其他疾病时，病原体侵入甲状腺致急性甲状腺炎。临床表现为颈前区疼痛，局部皮肤红、肿、热、痛及咽痛等，随着病情发展，可形成脓肿，局部触及波动感。实验室检查可见白细胞、中性粒升高，血沉加快，C 反应蛋白增高。

（二）超声表现

灰阶超声图像：受累甲状腺叶肿大，以左侧较为常见，内部回声杂乱，可见不均质低回声区，边界不清。形成脓肿时可见无回声区，形态不规则。甲状腺与周围组织

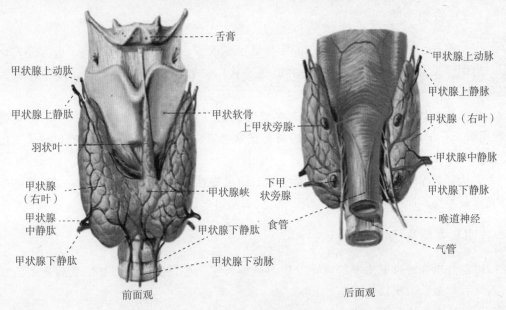

图 6-1　甲状腺解剖图

关系模糊，间隙肿胀增厚。颈部淋巴结肿大不明显。

多普勒超声：不均质回声区周边可见点状血流信号显示。

如图 6-2 所示为女，57 岁，糖尿病 12 年，急性甲状腺炎。图 6-2（a）甲状腺右侧叶短轴可见片状低回声区，边界不清，内可见少许点状无回声；图 6-2（b）甲状腺右侧叶长轴可见与周围组织关系模糊；图 6-2（c）甲状腺片状低回声区内及周边血流信号增多。

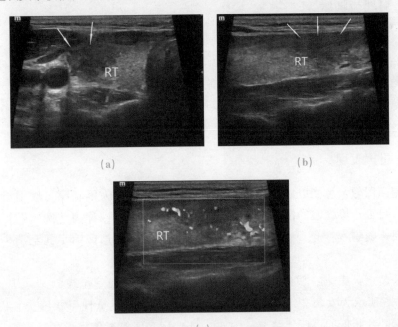

（a）　　　　　　（b）

（c）

图 6-2　急性甲状腺炎

（三）鉴别诊断

甲状腺癌：结节形态不规则，边缘呈蟹足样改变，内可见微小钙化，后方伴有声影，周围可见血管包绕，颈部可见淋巴结转移。一般无任何临床症状，多于体检时发现。

亚急性甲状腺炎：腺体内可见边界模糊的散在性或融合性片状低回声，被称为"洗出"征，甲状腺间隙一般正常，内可见正常血管穿行，周边无明显血管包绕，周边淋巴结可见反应性改变。

甲状腺腺瘤或结节性甲状腺肿囊性变：结节囊性变时可出现无回声区，内可见细弱光点及不均质回声漂浮，囊壁增厚，结节内及周边均可见较多血流信号显示。

（四）要点及建议

因急性甲状腺炎发生率较低，发生时一般有明显的诱发因素，如甲状腺穿刺、放射治疗后，临床表现较为明显。

超声检查要注意病变部位的影像学变化，观察血供及周边淋巴结是否改变，结合临床表现可明确诊断，重点关注是否有脓肿形成，如有较大范围脓肿，可在超声引导下穿刺治疗。

二、亚急性甲状腺炎（subacute thyroiditis，SAT）

（一）病理与临床

常继发于上呼吸道感染，一般认为病因是由病毒感染或变态反应所致，故认为与自身免疫性异常有关。多见于30～50岁女性，主要症状为颈部疼痛、肿大，伴有上呼吸道感染的表现，早期病毒可破坏滤泡细胞致入血的甲状腺激素增加，表现为甲亢，晚期甲状腺如果严重破坏可出现甲减。亚甲炎是自限性疾病，一年后绝大多数患者可完全康复。

（二）超声表现

灰阶超声图像：患侧甲状腺肿大，近被膜病灶可表现为甲状腺与周围组织间隙模糊。腺体内可见边界模糊的散在性或融合性片状低回声，被称为"洗出"征，边界不清，病灶回声随病程变化，恢复期回声不均、增高，低回声区缩小甚至消失，腺体回声正常。

多普勒超声：病灶内原有血管正常走行，周围无明显血管包绕。

如图6-3所示为女，32岁，上呼吸道感染一周余，亚急性甲状腺炎。图6-3（a）甲状腺左侧叶片状低回声区伴结节；图6-3（b）病变区血流信号增多，血管正常走行，结节周边血管包绕。

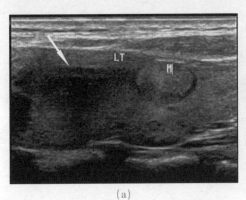
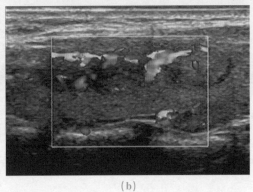

图 6-3 亚急性甲状腺炎 (1)

如图 6-4 所示为女，45 岁，颈部疼痛一周，亚急性甲状腺炎。图 6-4（a）甲状腺右侧叶肿大，内回声不均，可见边界模糊融合性片状低回声区；图 6-4（b）周边血流稍增多。

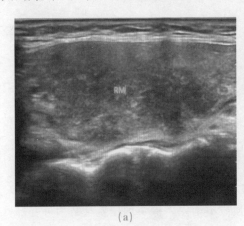
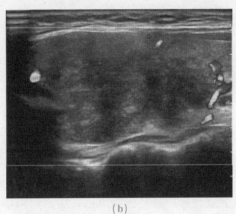

图 6-4 亚急性甲状腺炎 (2)

如图 6-5 所示为男，41 岁，颈部不适 2 天，亚急性甲状腺炎。图 6-5（a）甲状腺左侧叶内片状低回声区，边界不清；图 6-5（b）血流信号增多，血管走行正常。

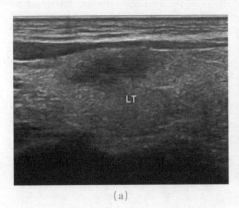
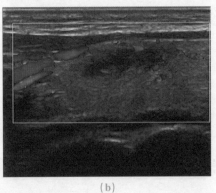

图 6-5 亚急性甲状腺炎 (3)

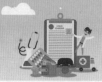

（三）鉴别诊断

甲状腺癌：结节形态不规则，边缘呈蟹足样改变，内可见微小钙化，后方伴有声影，周围可见血管包绕，颈部可见淋巴结转移。一般无任何临床症状，多于体检时发现。

急性甲状腺炎：本病有明显红、肿、热、痛。超声显示不均质回声区，边界不清，形成脓肿时可见无回声区，形态不规则。

甲状腺腺瘤或结节性甲状腺肿囊性变：结节囊性变时可出现无回声区，内可见细弱光点及不均质回声漂浮，囊壁增厚，结节内及周边均可见血流信号显示。

（四）要点及建议

本病单从声像图上与部分甲状腺癌鉴别较为困难，且行甲状腺细针穿刺也较难区分，唯有结合病史，动态观察。且前者伴有上呼吸道感染病史，超声表现随病程变化而改变。

三、甲状腺囊内出血

（一）病理与临床

甲状腺囊肿在外源性因素如外伤、手术创伤及甲状腺囊肿自身破裂均可引起囊内出血。临床表现为颈部突发肿大并伴有触痛感，可有皮肤变形。

（二）超声表现

灰阶超声图像：甲状腺内可见囊状结构，边界清，形态规则，内透声性较差，可见较多点状回声或稍强回声团，后方回声增强或不增强，探头加压囊状结构可变形。

多普勒超声：一般无明显血流信号显示，部分点状强回声可见闪烁伪像，调高标尺可消失。部分活动性出血可见血流信号显示，可选用能量多普勒。

如图 6-6 所示为女，60 岁，发现颈部肿物一天，甲状腺囊内出血。图 6-6（a）甲状腺左侧叶囊性结节，内透声性较差，可见细弱光点及稍强回声团；图 6-6（b）病变区内无血流信号显示。

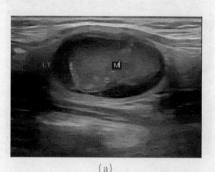
(a)

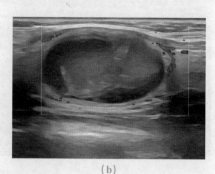
(b)

图 6-6　甲状腺囊内出血（1）

图 6-7 所示为男，45 岁，发现颈部肿物伴疼痛 4 天，甲状腺囊内出血。图 A 甲状腺左侧叶囊性结节，内透声性较差，内可见多发点状强回声；图 B 病变区内无血流信号显示，周边可见少许血流信号。

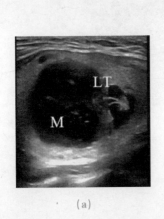
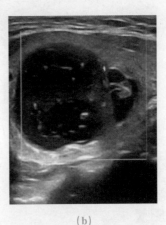

(a)　　　　　　　　　　　　(b)

图 6-7　甲状腺囊内出血（2）

（三）要点及建议

甲状腺囊内出血诊断并不难，患者有囊肿病史，囊肿增大，加压疼痛，囊内透声差，结合病史可确诊。

第二节　乳腺

乳腺大部分位于胸大肌表面、第 2～6 肋骨之间，内侧至胸骨缘或者胸骨表面，外侧可达腋中线。乳腺大小与年龄、哺乳状态、遗传等有关，所以无大小正常值。乳房由浅至深依次为皮肤、浅筋膜浅层、乳腺悬韧带、腺体、浅筋膜深层、乳房后间隙等构成。

乳腺腺体位于浅筋膜浅深两层之间，Cooper 韧带作为支持乳腺的纤维束带穿过腺体连于浅筋膜浅层，当乳腺癌等病变累及该韧带时，由于韧带受牵拉可使病变表面的皮肤出现凹陷，称"酒窝征"。乳腺腺体被纤维组织分割成 15～20 个腺叶，每个腺叶汇聚成一个输乳管，输乳管向乳头集中，最后形成 5～10 个主乳管开口于乳头。每个输乳管引流的区域为一个腺叶，包括 20～40 个腺小叶。终末导管小叶单位是乳腺的基本结构功能单位，每个终末导管引流一个单独的腺小叶。乳腺解剖图如图 6-8 所示。

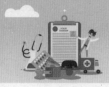
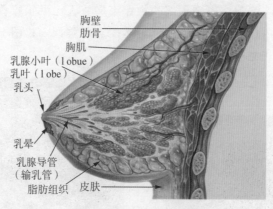

胸壁
肋骨
胸肌
乳腺小叶（lobue）
乳叶（lobe）
乳头
乳晕
乳腺导管
（输乳管）
脂肪组织　皮肤

图 6-8　乳腺解剖图

一、急性乳腺炎

（一）病理与临床

急性乳腺炎是乳腺急性化脓性感染，多发生于产后哺乳期，以初产妇多见，也可独立发生，主要致病菌为金黄色葡萄球菌，少数为链球菌。哺乳期急性乳腺炎的病因主要有乳汁的淤积和细菌的侵入两个方面。镜下见大量中性粒细胞、坏死物、浆细胞、淋巴细胞和嗜酸性粒细胞浸润。临床表现主要为皮肤红、皮温升高、扪及硬结、压痛。治疗不及时可发生局部组织坏死、液化，形成脓肿。

（二）超声表现

早期主要表现为斑片状回声减低区或较强回声，皮下脂肪水肿回声增强。随着病情进展，急性炎症可见液体大量渗出使病变区透声性良好，局部出现不规则、边界相对较清晰的低回声区。脓肿形成时，病灶内出现不规则无回声伴点状、絮状回声，探头加压可见流动感，液化不全时可见多发较小脓肿，周围呈急性早期改变。同时可见腋下淋巴结肿大。

多普勒超声：急性乳腺炎时血管扩张，病灶表现为较丰富血流信号显示，脓肿形成时脓腔内无血流信号，周边血流信号增多。

如图 6-9 所示为女，27 岁，哺乳期发现左侧乳腺肿胀、疼痛 3 天，急性乳腺炎伴少许脓液形成。图 6-9（a）左乳头后方大范围回声减低区，加压探头可见少许细弱光点浮动；图 6-9（b）病变区内血流信号增多；图 6-9（c）同侧腋下淋巴结肿大；图 6-9（d）淋巴结内血流信号增多。

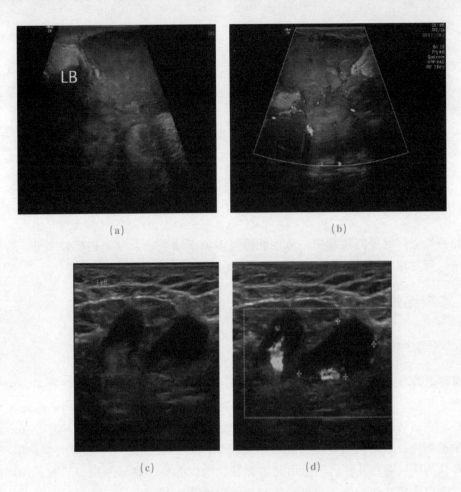

图 6-9 急性乳腺炎伴少许脓液形成

如图 6-10 所示为女，25 岁，哺乳期发现右侧乳腺肿块 1 天，急性乳腺炎。图 6-10（a）右乳下象限回声减低区，边界不清；图 6-10（b）病变区周边可见较丰富血流信号显示；图 6-10（c）同侧腋下淋巴结肿大，周边血流信号增多。

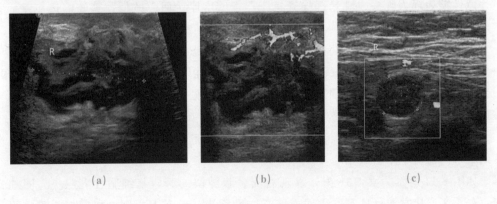

图 6-10 急性乳腺炎

（三）鉴别诊断

浆细胞性乳腺炎：又称乳腺导管扩张症，多见于非哺乳期年轻成年女性，早期可有乳头溢液，病因不清，病程较长，可达数月或数年，病灶多见于中央区，感染症状进展较慢，抗感染治疗不能痊愈。

炎性乳腺癌：不多见，发展迅速，短期内可侵犯整个乳房，皮肤充血、红肿，整个乳房变大、质硬，无发热和白细胞增多，鉴别要点图像表现为腺体内实性占位，但无脓肿形成，同侧腋下淋巴结可发生转移。

（四）要点与建议

超声检查同时要问清病史，急性乳腺炎多见于哺乳期女性，初产妇多见，若有脓肿形成，可在超声引导下抽出脓液活检。

二、浆细胞性乳腺炎（Plasma cell mastitis，PCM）

（一）病理与临床

又称乳腺导管扩张症（mammary duct ectasia，MDE），好发于非哺乳期，由于导管阻塞、扩张，导管壁炎症、纤维化，管壁周围脂肪组织内浆细胞浸润引起的非细菌性炎症，本病病因不明，一种说法为乳腺自身病变引起导管上皮产生异常分泌，管壁积聚的类脂质及上皮碎屑腐蚀管壁后，管壁周围脂肪组织内产生大量的浆细胞浸润，另一种认为厌氧菌在乳管内滋生引起的化脓性继发感染。临床表现为病程长，可反复发展，常以乳房肿块、乳头溢液、脓肿为首次就诊症状，多位于乳晕深部，可分为急性期、亚急性期、慢性期。

（二）超声表现

急性期表现为乳头、乳晕部导管扩张，管壁增厚、回声减低，管腔内透声差，官腔内有点状强回声或中等回声，扩张导管周围回声正常或减低。

多数就诊时处于亚急性期并脓肿形成，脓肿边缘由于纤维组织增生形成厚壁，中央为浑浊脓液，探头加压有流动感，亚急性期和慢性期由于病变迁延不愈，病灶局限，边界清，形态欠规则，内部回声低、不均质，内可见小脓腔表现为虫蚀状，也可由于玻璃样变性出现粗大钙化，易与乳腺癌混淆。

多普勒超声：急性期血流增多、丰富，多为低阻型，脓腔内无血流信号显示，慢性期结节内血流不丰富或稍增多。

如图 6-11 所示为女，33 岁，发现右侧乳腺肿块 5 天，浆细胞性乳腺炎。图 6-11（a）右乳 2 点状方向可见不均质回声区，边界不清，形态不规则，加压探头可见强光点浮动；图 6-11（b）病变区内及周边均可见较丰富血流信号显示。

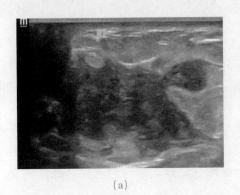
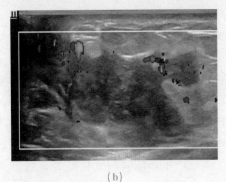

(a)　　　　　　　　　　　(b)

图 6-11　浆细胞性乳腺炎（1）

　　如图 6-12 所示为女，43 岁，发现左侧乳腺肿块一周余，浆细胞性乳腺炎。图 6-12 （a）左乳外上象限可见不均质回声区，病变区边界不清，形态不规则，内可见多发强光点；图 6-12 （b）病变区内及周边均可见较丰富血流信号显示。

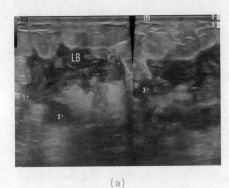
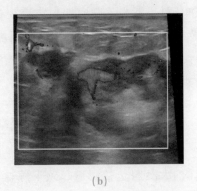

(a)　　　　　　　　　　　(b)

图 6-12　浆细胞性乳腺炎（2）

　　如图 6-13 所示为女，31 岁，发现左侧乳腺肿块两周余，浆细胞性乳腺炎。图 6-13 （a）左乳 9 点发现状可见梭形不均质回声区，沿乳腺导管分布，边界清，形态尚规则，中央可见不规则无回声显示；图 6-13 （b）病变区周边血流信号稍增多。

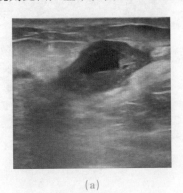
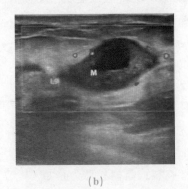

(a)　　　　　　　　　　　(b)

图 6-13　浆细胞性乳腺炎（3）

（三）鉴别诊断

急性乳腺炎：早期浆细胞性乳腺炎与急性乳腺炎声像图表现相似，容易混淆，主要结合临床特点鉴别。急性乳腺炎抗感染治疗有效，白细胞显著增高，多发生于哺乳期。

乳腺癌：浆细胞乳腺炎与粉刺型导管原位癌相似，好发于中央区，均可见导管扩张及导管内浑浊液性回声，浆细胞性乳腺炎乳头溢液多为浆液性浑浊液，同侧腋下淋巴结反应性增生，随病情变化消长，后者为血性分泌物，导管内可见沙砾样钙化，腋下淋巴结可正常。

乳腺结核：原发性结核少见，乳腺结核多合并有其他位置的活动性结核灶，一般有结核史，抗酸染色阳性，最终依赖病理检查。

（四）要点与建议

浆细胞性乳腺炎不同时期超声表现各异，不同时期的表现易与其他疾病混淆，应熟悉各疾病的病理与临床表现，结合超声图像给临床提供相对正确的疾病诊断。

第三节 >>> 涎腺

人体的大涎腺包括腮腺、颌下腺、舌下腺，小涎腺包括了唇腺、腭腺、舌腺等。腮腺是涎腺中最大的一对，位于颜面外耳的前下方、下颌骨升支与胸锁乳突肌之间的下颌后窝内，内向前达咬肌后份的浅面，长约 5 cm，宽 3～3.5 cm，厚 2～2.5 cm。可分为深、浅两部，以下颌骨后缘或以穿过腮腺的面神经丛作为分界。颌下腺为混合性腺体，以黏液细胞为主，位于口底黏膜深层，呈扁平状，颌下腺导管长约 5 cm，内径 2～4 mm，自腺体内侧发出，开口于舌系带旁的舌下肉阜。舌下腺位于口底黏膜下方，下颌舌骨肌的上方，舌系带的两侧，下颌骨内侧缘的舌下腺压迹内，舌下腺导管丰富且细小，常因创伤等因素而致导管破裂或阻塞扩张，形成舌下腺囊肿。涎腺解剖图如图 6-14 所示。

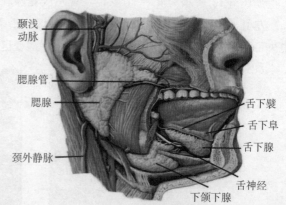

图 6-14 涎腺解剖图

一、急性化脓性腮腺炎（acute pyogenic parotitis）

（一）病理与临床

常由金黄色葡萄球菌、链球菌等所致，常见病因有涎石病、营养不良、免疫功能低下等。常表现为单侧腮腺疼痛、肿大、压痛，口腔内可见腮腺导管口红肿，挤压可有脓性分泌物，患者体温升高，白细胞总数增高。

（二）超声表现

炎症早期与健侧对比可见局部不均质回声减低区，包膜模糊，探头加压有压痛，脓肿形成时表现为边界不清、回声不均匀的片状低回声区。腮腺腺叶间可见结缔组织间隔，超声表现为多发小范围病变区形似蜂窝状，不易形成大脓肿，耳侧淋巴结可见肿大。

多普勒超声：炎症早期腺体内血流信号增多，脓腔形成时周边血流信号增多。

如图 6-15 所示为男，14 岁，左侧面颊疼痛伴口腔脓性分泌物 4 天，急性化脓性腮腺炎。图 6-15（a）左侧腮腺长轴内多发片状低回声区形似蜂窝状，边界不清，内回声不均；图 6-15（b）腮腺短轴内血流信号稍增多；图 6-15（c）同侧耳下淋巴结肿大；图 6-15（d）对侧腮腺结构正常。

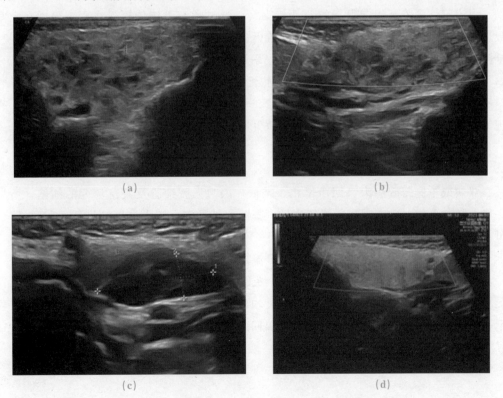

(a)

(b)

(c)

(d)

图 6-15　急性化脓性腮腺炎

（三）鉴别诊断

流行性腮腺炎：常累计双侧腮腺，可先后或同时发病，腺体增大，回声减低、强弱不均，脓肿很少形成。

病毒性腮腺炎：柯萨奇病毒 A 感染所致，临床表现为三联征：腮腺炎、牙龈炎、疱疹性咽峡炎，以咽炎最先开始，超声表现为双侧腮腺肿大、质地不均，无脓腔形成。

艾滋病病毒相关性涎腺疾病：腮腺囊肿伴颈部淋巴结肿大，可有其他症状如眼干、口干、关节疼痛等。

（四）要点及建议

检查时选择高频探头，与健侧对比，加压探头注意是否有压痛，扫查时动态观察有无液体流动感。观看腮腺导管口是否红肿，有无分泌物。若有脓肿形成可超声引导下穿刺引流，缩短病程。

二、流行性腮腺炎（Angina parotidea，epidemic parotiditis）

（一）病理与临床

由流行性腮腺炎病毒引起的急性传染病，通过唾液飞沫传播，病毒感染后在上呼吸道及淋巴结内繁殖。病毒血症时使腮腺及其他腺体发生血行感染，包括睾丸、卵巢、脑膜、胰腺。双侧腮腺同时或先后发生，累及颌下腺、舌下腺时炎症较轻。多见于 2～14 岁儿童，2 岁以下少见，临床以非化脓性腮腺肿胀、疼痛、发热为特征，腮腺导管口不红，分泌物清亮，临床症状一般持续 1～2 周，逐渐自行消退，可并发睾丸炎，表现为睾丸肿胀、疼痛、阴囊皮肤水肿、睾丸鞘膜积液，单侧睾丸累及多见。

（二）超声表现

双侧或单侧腮腺肿大，回声增粗、减低，因为无脓细胞及脱落坏死的细胞，所以一般无脓肿形成，动态观察无液体流动，腮腺内可见多个肿大淋巴结呈低弱回声结节，可有耳周淋巴结肿大。

多普勒超声：腮腺内血流信号增多、流速增快。

如图 6-16 所示为男，8 岁，双侧面颊及颈部疼痛 3 天，流行性腮腺炎。图 6-16（a）和 6-16（b）双侧腮腺肿大，质地欠均，双侧腮腺内可见淋巴结肿大呈低回声显示；图 6-16（c）和 6-16（d）双侧颌下腺回声欠均匀，受累较轻；图 6-16（e）和 6-16（f）双侧颌下淋巴结肿大。

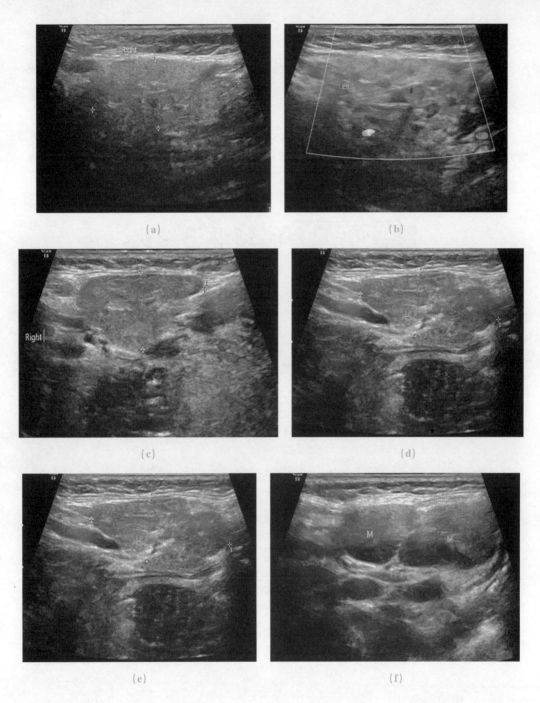

(a)

(b)

(c)

(d)

(e)

(f)

图 6-16 流行性腮腺炎

（三）鉴别诊断

急性化脓性腮腺炎：单侧腮腺疼痛、肿胀，双侧少见，腮腺内回声不均，多发大小不等、边界不清的低弱回声形成蜂窝样改变，可有脓腔形成。检查腮腺导管口红肿，挤压有脓性分泌物。

病毒性腮腺炎：柯萨奇病毒 A 感染所致，临床表现为三联征：腮腺炎、牙龈炎、疱疹性咽峡炎，以咽炎最先开始，超声表现为双侧腮腺肿大、质地不均，无脓腔形成。

（四）要点及建议

双侧多见，为病毒感染所致，临床症状一般持续 1－2 周，逐渐自行消退，无脓腔形成。如考虑流行性腮腺炎要询问病史，关注其他腺体如睾丸、卵巢方面的超声检查。

第四节 >>> 颈淋巴结炎

颈部淋巴结共分为 7 个区。Ⅰ区：包括颏下及颌下区；Ⅱ区：前界为茎突舌骨肌，后界为胸锁乳突肌后缘上 1/3，上界颅底，下界平舌骨下缘；Ⅲ区：前界为胸骨舌骨肌外缘，后界为胸锁乳突肌后缘中 1/3，下界为肩胛舌骨肌与颈内静脉交叉水平；Ⅳ区：上界为Ⅲ区向下的延续，下界为锁骨上缘，后界胸锁乳突肌后缘下 1/3 段；Ⅴ区：颈后三角区及锁骨上区；Ⅵ区：上界为舌骨上缘，下界为胸骨上缘，双侧颈总动脉为两边界，带状肌覆盖区域；Ⅶ区：胸骨上缘至主动脉弓上缘的上纵隔区。淋巴结解剖图如图 6-17 所示。

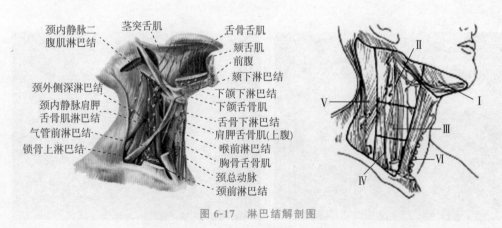

图 6-17 淋巴结解剖图

（一）病理与临床

金黄色葡萄球菌或链球菌引起，多由其他部位炎症致病菌沿淋巴管侵入淋巴结所致，所以本病常伴有原发病灶。临床表现为受累区域淋巴结肿大，有明显压痛，常伴随发热、头痛、畏寒等全身不适症状，如果有脓肿形成可触及波动感，血常规检查白细胞升高、中性粒细胞比例增加。

（二）超声表现

急性期淋巴结边界清，形态饱满，淋巴门结构完好，皮髓质分界尚清，皮质明显增厚。脓肿形成时淋巴结内呈低回声或无回声伴点状低回声，淋巴结周边软组织增厚，层次模糊。

多普勒超声：早期血流明显增多，呈树枝状均匀分布，脓肿形成时淋巴结内血流信号增多，但分布不规则。

如图 6-18 所示为女，9 岁，发热 4 天伴颈部疼痛 1 天，以右侧为甚，颈淋巴结炎。图 6-18（a）右侧颈部淋巴结明显肿大，周边软组织增厚层次模糊；图 6-18（b）淋巴结血流信号丰富，呈树枝状。

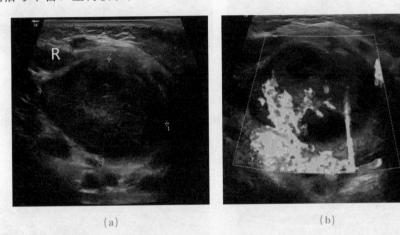

(a)   (b)

图 6-18　颈淋巴结炎

如图 6-19 所示为男，51 岁，发现左侧颈部肿块 2 月余，颈淋巴结结核。图 6-19（a）左侧颈部Ⅵ区淋巴结肿大，皮髓质分界不清，内可见多发钙化灶；图 6-19（b）淋巴结内血流信号减少，边缘分布。

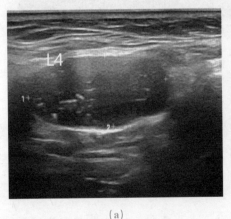
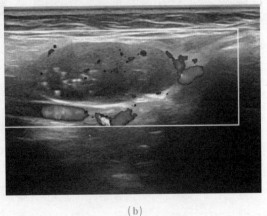

(a)   (b)

图 6-19　颈淋巴结结核

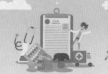

如图 6-20 所示为男，63 岁，发现双侧颈部肿块 1 月余，既往有淋巴瘤病史，颈淋巴瘤。图 6-20（a）和 6-20（b）双侧颈部淋巴结明显增大，呈椭圆形，皮髓质分界不清，淋巴结信号融合；血流信号增多，以外周型为主。

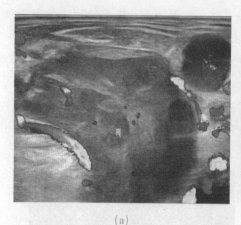
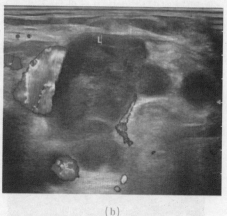

（a）   （b）

图 6-20　颈淋巴瘤

如图 6-21 所示为男，71 岁，发现双侧颈部肿块 2 月余，既往有肺部恶性肿瘤史，颈淋巴转移瘤。图 6-21（a）和图 6-21（b）右侧颈部Ⅱ区及右侧锁骨上淋巴结明显增大，皮髓质分界不清，淋巴门高回声消失，可见少许点状低回声，血流信号增多。

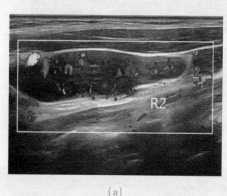
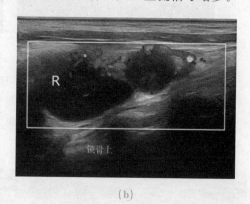

（a）   （b）

图 6-21　颈淋巴转移瘤

（三）鉴别诊断

淋巴瘤：淋巴结明显增大，多组、多区，形态饱满呈圆形或椭圆形，包膜完整，皮髓质分界不清，皮质增宽、回声减低，髓质消失或变形，肿大淋巴结可相互融合。内部为极低回声区，很少发生液化、钙化。多普勒超声显示血流信号丰富，可为中央型或外周型。

淋巴结转移癌：淋巴结肿大，淋巴门高回声消失，内部常因坏死、液化呈无回声或点状低回声，钙化也常见。血流信号增多，以周围型多见，由外周向中央区分布，走行不规则。

淋巴结结核：常有低热、盗汗等症状，成群聚集分布，边界清，皮髓质分界不清，常可见钙化，后伴声影。血流信号减少，边缘分布。

（四）要点及建议

超声能较好的显示淋巴结内部结构，重点观察淋巴结皮髓质及淋巴门结构，有无液化坏死及钙化，内部血流信号丰富程度及分布情况，结合病史为临床提供较正确诊疗方案。部分病变早期不典型，难以从声像图分辨时可行穿刺活检。

第五节 >>> 睾丸

阴囊为皮肤囊袋结构，阴囊中隔将阴囊分为两部分，它们分别容纳左右侧的睾丸、附睾和精索下端。睾丸和附睾均位于精索的下端，睾丸在阴囊内的位置为纵径由上前外方斜向下后方，内侧面朝向内前方，外侧面朝向外后方；睾丸后缘向后上内方。附睾位于睾丸的后上方和后方，贴近睾丸后缘的外侧部，附睾的内侧有输精管。睾丸解剖图如图 6-22 所示。

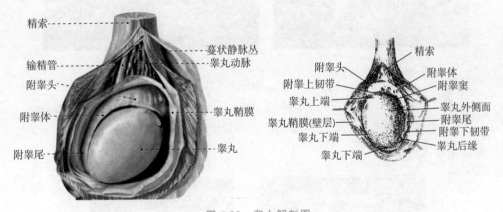

图 6-22　睾丸解剖图

一、急性睾丸和附睾炎（Acute orchitis and epididymitis）

（一）病理与临床

急性睾丸炎常同时合并附睾炎，又称睾丸附睾炎，主要致病菌为大肠埃希菌、变形杆菌、葡萄球菌及肠球菌等。当身体抵抗力降低时，在诱因的作用下致病菌可逆行感染、经淋巴管感染或血行感染这三个途径进入附睾组织，发生睾丸和附睾炎性改变。

急性附睾炎治疗不彻底可转变为慢性附睾炎。临床表现为患侧睾丸疼痛，伴有阴囊、大腿根部及腹股沟区放射痛，若产生脓肿触之有波动感，阴囊皮肤红肿，数日内出现继发性睾丸鞘膜积液。

（二）超声表现

睾丸、附睾和精索肿大、增粗，质地不均，当脓肿形成时，睾丸及附睾内可见不规则无回声区，透声性较差，无回声区可见厚壁，边界欠清，睾丸鞘膜内可见液性暗区显示。

多普勒超声：肿大的睾丸、附睾及精索区可见丰富血流信号显示，脓肿形成时脓腔周边见彩色血流环绕。

如图 6-23 所示为男，52 岁，右侧阴囊肿胀 1 周余，睾丸、附睾炎。图 6-23（a）右侧附睾尾肿大，质地不均，右侧睾丸下端可见回声减低区，边界不清；图 6-23（b）附睾尾及睾丸下端血流信号增多。

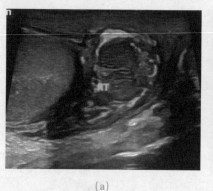
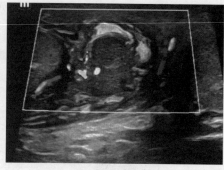

(a)　　　　　　　　　　　　(b)

图 6-23　附睾炎（1）

如图 6-24 所示为男，32 岁，右侧阴囊肿胀 5 天，睾丸、附睾炎。图 6-24（a）和图 6-24（b）右侧附睾尾及睾丸回声不均，附睾尾明显肿大，阴囊壁稍增厚；睾丸及附睾内血流信号增多。

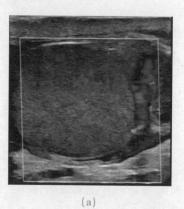
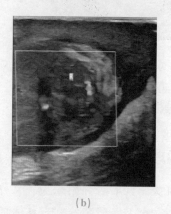

(a)　　　　　　　　　　　　(b)

图 6-24　附睾炎（2）

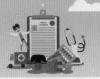

（三）鉴别诊断

睾丸、精索扭转：睾丸及精索扭转常见于青春期前儿童和年青成人，与炎症相比，睾丸、精索扭转时患侧较健侧对比血流信号明显减少，患侧睾丸进行性肿大。能量多普勒更为敏感。

睾丸、附睾结核：常继发于泌尿系结核，泌尿系发生相应改变，多累及附睾，很少向睾丸浸润，一般情况下病变区血流稀少，如并发感染表现为充血性改变，血流信号增多。

睾丸肿瘤：无痛性肿块，睾丸增大，睾丸血流明显增多，正常睾丸回声缺损甚至消失，急性出血可出现疼痛不适。

睾丸和附睾损伤：声像图表现可相似，但有外伤史，尿常规无大量白细胞。

（四）要点及建议

扫查要全面，包括双侧睾丸、附睾、精索及阴囊壁情况，对比双侧切面形态、回声、血流情况，详细询问病史，怀疑睾丸扭转时要触诊及注意使用能量多普勒，以免误诊、漏诊。

二、睾丸扭转 （Torsion of testis）

（一）病理与临床

睾丸扭转又称精索扭转，主要原因为睾丸或精索本身解剖学异常或活动度过大而引起的扭转，少数病人伴有外伤史。扭转程度较大可达720°，多数为180°至360°，发生扭转后静脉回流障碍，引起睾丸、附睾及周围组织静脉性淤血及水肿，同时睾丸血液循环障碍时间越久、扭转程度越大切除睾丸概率越高。在睾丸扭转后4～6小时内治疗的，几乎全部睾丸可以存活；4～10小时或6～12小时得到治疗的，尚有72%睾丸可存活；10～12小时者，仅能存活10%～20%。典型症状为突发一侧阴囊内睾丸持续性疼痛，起初为隐痛，继之加剧并向腹股沟及下腹部放射痛，伴有恶心、呕吐。

（二）超声表现

患侧睾丸肿大，回声减低，早期睾丸回声均匀，坏死前期睾丸和附睾形态和结构无变化；睾丸坏死期时睾丸内出现坏死液化灶，表现为睾丸和附睾肿大，内可见斑点状低回声区；坏死后期睾丸和附睾趋于萎缩，睾丸回声不均。

多普勒超声：较健侧相比血流信号消失，阴囊壁可见少许血流信号，能量多普勒更为敏感。

如图 6-25 所示为男，5 岁，右下腹疼痛 2 天，睾丸扭转。图 6-25 （a）左侧正常睾丸，血流信号尚可；图 6-25 （b）右侧睾丸肿大，回声不均，内可见斑点状低回声区，内未见血流信号显示，阴囊壁增厚，可见较丰富血流信号；图 6-25 （c）右侧附睾肿

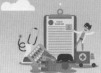

大，内血流信号增多。

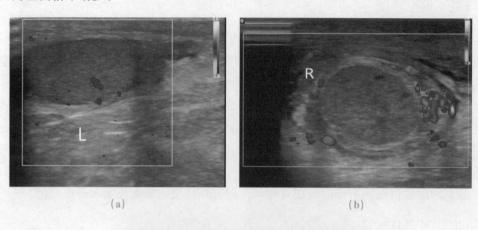

(a)   (b)

(c)

图 6-25 睾丸扭转（1）

如图 6-26 所示为男，22 岁，右侧阴囊疼痛一天，睾丸、附睾扭转。图 6-26（a）右侧睾丸及附睾肿大，回声不均，内可见散在无回声，睾丸及附睾内未见血流信号；图 6-26（b）阴囊壁增厚，内可见丰富血流信号。

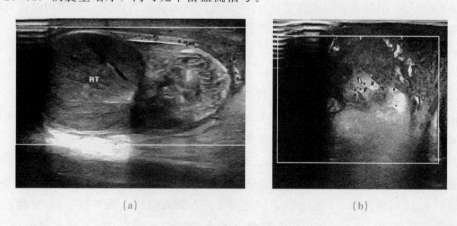

(a)   (b)

图 6-26 睾丸扭转（2）

（三）鉴别诊断

急性睾丸、附睾炎：二维超声难以鉴别，但是前者血流信号丰富，与睾丸扭转无血流信号相反，必要时超声造影。

睾丸附件扭转：睾丸附件一般指苗勒管残余，睾丸附件扭转起病急，但是睾丸一般无改变，触诊可于睾丸旁或上方豌豆大的小结节。

睾丸、附睾结核：常继发于泌尿系结核，泌尿系发生相应改变，多累及附睾，很少向睾丸浸润，一般情况下病变区血流稀少，如并发感染表现为充血性改变，血流信号增多。

（四）要点及建议

超声对本病诊断具有非常大的意义，并且可以较好的和其他睾丸疾病鉴别，多普勒超声尤其是能量多普勒的应用尤为必要。另外对睾丸扭转术后的随诊检查可以确定是否完全恢复或局限性坏死、瘢痕化。

三、阴囊外伤（阴囊血肿、睾丸损伤）

（一）病理与临床

阴囊外伤以钝挫伤多见，常见的原因有挤压伤、骑跨伤、撞击伤，刀伤、枪伤少见。临床表现以疼痛不适为主，难以忍受，可出现晕厥，伴随恶心、呕吐。

（二）超声表现

阴囊血肿表现为睾丸周围液性暗区，积液较为浑浊，阴囊壁较健侧明显增厚。

睾丸损伤表现为睾丸实质回声改变。睾丸挫伤表现轻微肿大，结构尚可，血流一般无增加，部分血流信号增多；睾丸破裂表现为包膜不完整，睾丸结构紊乱，外形异常，鞘膜腔内较多血性液性暗区。部分睾丸因其他特殊原因损伤后内可见异物回声。

如图 6-27 所示为男，24 岁，车祸伤睾丸损伤。图 6-27（a）右侧睾丸内可见斑片状低回声区，睾丸挫伤；图 6-27（b）阴囊壁明显增厚，阴囊内回声杂乱，可见不均质回声区，阴囊血肿；图 6-27（c）病变区未见血流信号，附睾受压，附睾内血流正常。

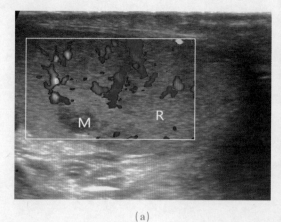
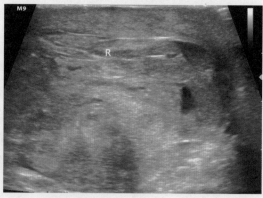

(a) (b)

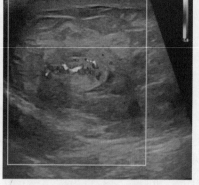

(c)

图 6-27　车祸伤睾丸损伤

（三）鉴别诊断

因本病有明确外伤史，诊断不难，重点在于判断睾丸损伤的程度，是否有睾丸破裂，如发现应及时手术切除。超声检查具有快捷、简单的优势，可为判断预后和采用治疗措施提供强有力依据。

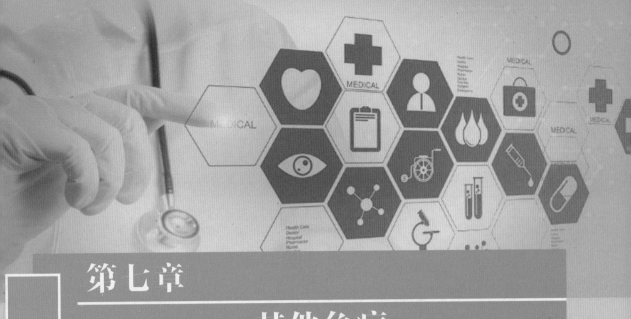

第七章
其他急症

第一节 >>> 肌肉骨骼

软组织是人体内分布最为广泛的组织，包括纤维组织、脂肪组织、肌肉组织、滑膜、间皮组织及软组织内血管、淋巴管周围神经组织等。按照解剖层次，包括皮肤、皮下组织、深筋膜、肌肉等，其内含有丰富的血管、神经、淋巴管等。软组织解剖图如图 7-1 所示。

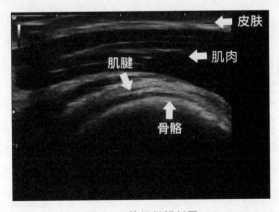

图 7-1　软组织解剖图

关节由关节面，关节腔，关节囊组成。关节面是两根骨头相互接触的部分，为一凹一凸，表面附着有关节软骨，关节软骨非常光滑，有少量的滑液。关节在活动时，关节滑液可以起到润滑的作用，关节软骨能够防止关节面相互磨损，产生炎症、粘连。

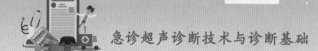

关节腔是解剖性的腔隙，由关节滑囊和关节软骨构成的密闭腔隙。关节腔内存在少量滑液，是负压状态，主要作用为维持关节的稳定性。

关节囊由内外两层组成，附着在关节面周围，关键能外层由纤维结缔组织组成，某些部分增厚形成了韧带，起到保护关节的作用。内层为滑膜层，可以产生滑液。膝关节解剖图如图7-2所示。

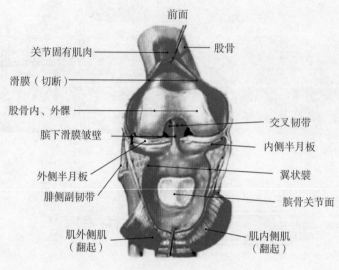

图 7-2　膝关节解剖图

一、软组织与肌肉组织损伤、血肿（Soft tissue and muscle tissue injuries，hematoma）

（一）临床与病理

软组织损伤通常是指皮肤、皮下组织、筋膜、肌肉、肌腱、韧带、滑膜、关节囊等软组织及部分软骨和周围神经、血管的损伤。基本病理变化为软组织渗血，使局部压力增高，影响血液循环，导致血肿形成。损伤后引起血肿时典型临床表现为局部软组织肿胀、疼痛、压痛或皮肤瘀斑而就诊。绝大多数患者有明显外伤史，也有少数患者无意中受伤，不知自己何时受伤或如何受伤，不确定受伤部位。医疗操作也可导致血肿，常见于穿刺及介入操作后。

（二）超声表现

（1）在触及肿块的位置或患者指示部位处探查，可见异常回声团块，一般呈低一无回声为主的混合回声，边界清楚或不清楚，形态规则或不规则，可呈多房状。早期

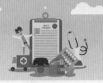

未形成血肿时，为高回声，边界多不清楚。

（2）肌肉血肿通常局限于或存在弥漫性肿大的肌肉间隙中，也可以被分割围绕在肌肉周围。

（3）肌层内的血肿，其长轴多与肌纤维走形一致，部分血肿内可见正常走形的肌纤维。

（4）较小的软组织血肿可呈斑片状回声减低区，肌层内较小的血肿仅见局部肌纤维束缺失，表现为斑片状低回声区，部分患者外伤后肌纤维束和小血管断裂不多，可无明显的团块状异常回声区形成，声像图上表现为肌纤维束减少，肌纤维束之间的间隔增宽，回声减低。

（5）CDFI：血肿内血流信号显示较少或无血流信号显示。

腓肠肌撕裂形成血肿：腓肠肌与比目鱼肌可见无回声（图7-3）。

大腿外伤后形成血肿：液性暗区内可见高回声显示，为血肿机化后改变（图7-4）。

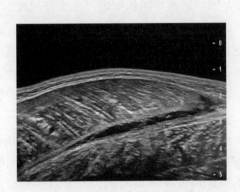
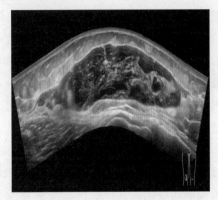

图7-3 腓肠肌撕裂形成血肿　　　　图7-4 大腿外伤后形成血肿

（三）鉴别诊断

需与肌间血管瘤、肌肉内脓肿、软组织肿瘤等鉴别，结合病史不难鉴别。

（四）要点及建议

（1）检查时根据病灶位置决定患者体位，检查前应触诊，大致判断病灶位置、大小、边界，适当扩大扫查范围。

（2）当患者明确表示触及包块时，务必要多切面仔细扫查，避免漏诊，有时患者的感觉比临床医生的感觉更准确，因为这是他们自己的身体。

（3）不能因为过于寻找囊性包块，而忽略回声与正常组织差异不大的实性病灶的存在。

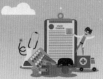

二、软组织与肌肉组织脓肿 (Soft tissue and muscle tissue abscesses)

（一）临床与病理

全身各处软组织及肌肉组织均可被细菌感染，形成脓肿，免疫力低下、局部皮肤破损、外伤都是发生感染的诱因。

软组织脓肿的典型临床表现是红、肿、热、痛等局部症状，严重可出现恶寒、发热等全身症状，脓肿破溃后可有脓液流出。

（二）超声表现

（1）软组织脓肿形成前期，表现为软组织内低回声区，呈片状，边界欠清晰，形态欠规则，内部回声欠均匀。CDFI：可见周边及内部血流信号增多。低回声区周边组织及前方皮肤层多有水肿，表现为组织增厚，回声增高，组织间隙可见少量积液形成。

（2）软组织脓肿形成后，在上述低回声区内出现不规则无回声，内可见密集光点，加压后可见光点缓慢流动。此时可形成软组织脓肿典型三层结构，核心层为无回声的脓性液化区，第二层为低回声的一般炎性区，最外层为高回声水肿区，如不治疗，第二层可随病情发展最终转化为脓性液化灶。在 CDFI 上，化脓区无血流信号显示，周边血流信号增多。

（3）肌层内的脓肿病灶与软组织内脓肿病灶回声相似，但有时受肌肉组织的限制，病灶可呈椭圆形或圆形等规则形态。当脓肿穿破肌肉组织后，可顺着筋膜走形至肌间隙，累及肌间组织及其他肌肉。炎症累及范围广但处于早期时，表现为肌束饱满、张力增高、肌纤维显示减少，肌间隙显示不清，探头加压时局部压痛明显。炎症病灶尚未化脓时，表现为肌组织内低回声包块，边界可清晰或不清晰，回声一般不均匀，内及周边血流信号增多。

（三）鉴别诊断

与软组织肿瘤鉴别：软组织肿瘤超声声像图一般为低回声、等回声或稍强回声肿块，良性肿块边界清晰，有完整包膜，形态多规则，内回声均匀，出现坏死液化者回声可不均匀，CDFI 显示血流信号稀疏。恶性肿瘤肿块边界不清，形态不规则，内回声多杂乱不均匀，CDFI 血流信号较丰富。如图 7-5 所示为软组织脓肿，液性暗区内可见密集细弱光点。

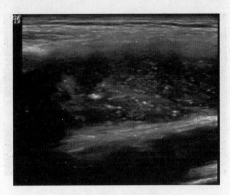

图 7-5 软组织脓肿

（四）要点及建议

注意双侧对比探查，注意动态复查的重要性。急性化脓性感染时变化较快的疾病，通过动态观察不仅可以了解其变化，指导临床治疗，也可作为与其他疾病相鉴别的一种手段。测量病灶范围时，低回声的炎症病灶及无回声的化脓性病灶都应测量，最外层的炎性水肿区仅描述即可，因为临床对脓肿的处理方法一般是切开引流，化脓区的范围尤为重要。

三、软组织异物（Soft tissue foreign bodies）

（一）临床与病理

软组织异物多继发于各种刺伤、扎伤，常见的异物包括木刺、玻璃屑、金属、塑料等。主要的症状时疼痛和异物感，早期可能合并出血，晚期可能合并炎症、感染，出现红肿、渗液等改变。

（二）超声表现

（1）金属、玻璃、陶瓷、木屑、塑料等异物表面表现为有孤立感的强回声，呈短棒状、长条状、斑点状或团块样，后方伴有声影或彗星尾征，超声无法显示完整的异物轮廓和形状。

（2）合并感染时，异物周围组织增厚，出现边界不清的不均质低回声区，局部可有少许渗液形成的无回声区。若形成脓肿，可探及流动光点的低−无回声区。

如图 7-6 所示为小腿异物，异物呈长条状高回声，周围可见脓肿形成，长轴。

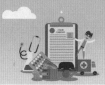

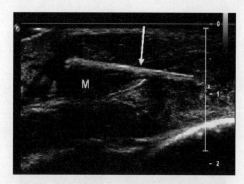

图 7-6 小腿异物

（三）鉴别诊断

要与软组织或肌层内的钙化灶鉴别，后者较常见，主要结合外伤史和局部症状鉴别。

（四）要点和建议

（1）应先寻找体表伤口，以伤口为中心探查。若局部炎症或感染导致伤口显示不清，则应在炎症区域内探查，炎症最明显的地方应特别关注。

（2）若异物为细针状，则可能因声束与异物平行而出现回声失落，导致漏诊，故应使探头与软组织形成角度再行探查。

（3）异物靠近骨皮质时，其后方声影或彗星尾征不明显，容易漏诊，应仔细探查，寻找有诊断价值的线索。

四、跟腱断裂（Achilles tendon rupture）

（一）临床与病理

人的走、跑、跳等动作极大的依赖跟腱，故跟腱的损伤与运动密切相关。跟腱断裂分开放性和闭合性断裂两种，前者多由锐器或极大暴力造成，皮肤、皮下组织与跟腱均出现断裂，后者由较大暴力作用于跟腱造成，更多的是由于运动中肌肉强烈收缩所致。跟腱断裂的典型表现是疼痛、局部（跟腱分布处）包块形成及功能障碍。

（二）超声表现

（1）完全性跟腱断裂时跟腱条状强回声连续性中断，断端清晰可见，常为增粗的、不规则的高回声，为跟腱断裂后回缩所致。两断端间发生血肿，内为无回声或低回声。血肿的大小与跟腱损伤程度有关，液体来源可能是反应性渗出液。

（2）部分性跟腱断裂时，断裂处出现小锥形低回声区，跟腱边缘不光滑。断裂肌腱吻合后在局部吻合端呈显著增厚的。不规则高回声结节，说明有纤维肉芽组织增生。

如图 7-7 所示为跟腱断裂，跟腱断裂回缩，间隙内可见血肿填充。

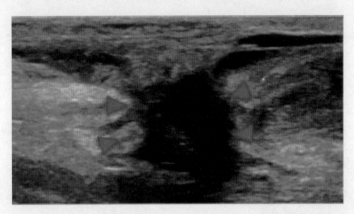

图 7-7　跟腱断裂

（三）鉴别诊断

需与软组织肿瘤、跟腱周围炎性包块相鉴别，结合病史诊断无困难。

（四）要点及建议

（1）探查跟腱时，常规应取俯卧位，如无法配合体位，侧卧位及膝关节、髋关节屈曲位也可。

（2）可行双侧对比扫查，找出异常声像。

（3）纵切面对于观察跟腱的损伤范围、断端距离有重要价值，横切面则可用来观察跟腱的肿胀程度、不完全断裂比例。

（4）可动态观察背伸位和跖屈位，观察两端的距离和活动度。

五、急性化脓性关节炎（Acute suppurative arthritis）

（一）临床与病理

是指细菌侵入关节造成的炎症反应。为儿童期常见疾病，多见于 3 岁以下儿童，最常见下肢受累，占 75%～80%。化脓性关节炎属于外科急症，延误诊治可造成关节功能障碍甚至瘫痪。

化脓性关节炎最常见的病原菌为金黄色葡萄球菌，小儿化脓性关节炎多为血源性感染。细菌侵入关节后，产生大量炎症介质，导致滑膜和软骨基质破坏，感染 3 天内即可出现关节软骨及骨的广泛破坏，可继发病理性骨折及关节脱位，关节的破坏可导致相当比例患者遗留长期的后遗症。

早期病变主要表现为滑膜充血水肿、渗出液增多，关节腔增宽，关节腔积液初为混浊液，继后为黏稠脓液，关节软骨及骨出现广泛破坏，可继发病理性骨折及关节脱位。

婴幼儿主要表现为败血症的症状，可出现烦躁不安、易激惹，喂养困难、体重不增，假性瘫痪。感染关节的局部症状往往不明显。因此对于患败血症的婴儿，必须除外关节感染，对于肢体活动减少的婴儿，应警惕化脓性关节炎。较大儿童通常有明显的症状和体征，包括发热、关节疼痛，关节红肿，局部温度升高、压痛，关节主动活动及被动活动时均有疼痛、活动受限。患儿因疼痛拒绝活动关节，出现假性瘫痪。

（二）超声表现

关节滑膜增厚、回声增强，关节腔增宽，关节腔内积液。积液内往往存在大量坏死组织及碎屑，声像图表现为积液内的点、絮状回声。

关节的各结构层次模糊，回声紊乱，关节囊边界不清。关节周边软组织可出现水肿、充血。

关节软骨及骨破坏时，声像图可显示关节软骨表面不光滑，回声不均，骨皮质回声缺失。

伴发病理性关节脱位者，声像图可显示关节内骨的位置关系。

如图 7-8 所示为化脓性关节炎：关节的各结构层次模糊，回声紊乱，关节囊边界不清。

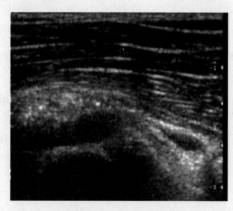

图 7-8　化脓性关节炎

（三）鉴别诊断

需与外伤关节出血、血友病性骨关节病、关节周围软组织化脓性感染及骨肉瘤等鉴别，需结合病史及相关实验室检查。

（四）要点及建议

检查时注意患侧与检查对比，结合病史，根据典型的临床表现不难诊断，超声可观察病变范围外，还可定位引导穿刺、引流。

六、膝半月板损伤（The knee meniscus injury）

（一）临床与病理

半月板损伤是很常见的，但是却常常被人们所忽视，其中一个重要的原因就是人们对半月板损伤很不了解，对于半月板损伤的危害知之甚少。半月板如治疗不及时，或者是治疗方法不当，很可能导致后期关节功能的障碍或长期遗留疼痛。

急性半月板损伤的表现为膝关节肿胀、疼痛、运动受限。损伤部位可在前角、体部和后角，损伤形状有纵裂、横裂、水平裂、斜裂或边缘附着点撕裂等。多由间接暴力引起，如膝伸屈伴小腿内外旋或内外翻运动，膝猛力过伸或过屈等运动。

（二）超声表现

正常半月板位于股骨、胫骨髁之间，因半月板边缘厚，内缘薄，在膝关节伸直时，膝关节间隙较小，声像图上半月板显示不理想。声像图上半月板为三角形强回声结构，内部回声均匀，三角形尖端指向关节中央，基底朝向皮肤，其尖端即为半月板内缘，基底为外缘。

半月板损伤时超声显示半月板的回声紊乱，楔形结构消失，边缘不整齐，并可见周围积液，裂伤可在结构内部可以看到两个比较强的回声界面。

如图 7-9 所示为半月板损伤：半月板回声不均，边缘不光整。

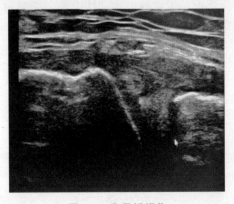

图 7-9 半月板损伤

（三）鉴别诊断

应与髌下脂肪垫损伤、钙化、膝关节的侧副韧带损伤、滑膜皱襞综合征、关节游离体、滑膜炎、滑膜软骨瘤病，以及邻近滑膜炎鉴别。虽症状有相似，但半月板回声完整而无损伤征象。

（四）要点及建议

检查半月板前角和体部时，病人采用坐位或仰卧位，膝关节屈曲70°～90°，检查后角时病人采用俯卧位。半月板侧角即中间部无论在伸直位还是在屈曲位都不易显像，但在膝关节屈曲15°～30°将膝关节内翻或外翻，加大关节间隙，半月板侧角可显示。

七、骨折（Fracture）

（一）临床与病理

骨折是由直接或间接暴力所致的骨连续性中断，按程度分为不完全骨折和完全骨折，按其是否与外界相通可分为闭合性骨折和开放性骨折，按其形态可分为横行骨折、螺旋骨折、粉碎骨折、凹陷骨折、嵌入骨折、压缩骨折等各种骨折类型。骨折的主要临床表现时疼痛、肿胀、功能障碍、畸形及骨擦音。严重骨折或骨折合并其他重要脏器损伤时，可因剧烈的疼痛、出血过多导致神经性休克、失血性休克。

（二）超声表现

线状骨折：线状骨折在超声上显示为骨皮质的连续性中断，断端可见错位或成角，邻近的骨膜下血肿、骨膜增厚也可看到。

如图7-10所示为锁骨骨折，锁骨回声连续性中断、断端错位。

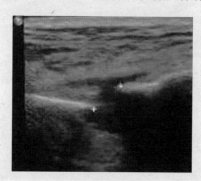

图7-10　锁骨骨折

撕脱骨折：撕脱骨折通常是由于肌腱韧带的过度牵拉而导致它附着处的骨的撕脱，超声上显示的是肌腱或韧带远端异常的强回声骨片，周围软组织可以见到血肿回声。

如图 7-11 所示为胫骨粗隆撕脱骨折，髌腱远端异常强回声骨片。

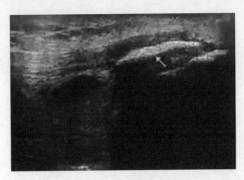

图 7-11　胫骨粗隆撕脱骨折

（三）鉴别诊断

主要与正常骨结构鉴别，平时应多看正常骨的声像表现，注意仔细探查和对比探查。

（四）要点及建议

当患者局部持续疼痛的时候，要记得要对疼痛部位进行重点检查，防止漏掉隐性骨折。常见隐性骨折的发生部位有手舟骨、胫骨、第 2 和第 3 跖骨等。超声检查时一定要仔细观察骨皮质的连续性，骨膜有无增厚、抬起，骨膜下有无血肿。在急性骨折的患者中，骨折处探头加压或手指按压常常可引起患者明显疼痛。

第二节　》》》　眼科急症

眼为视觉器官，分为眼球、视路和眼附属器三部分，眼球和视路共同完成视觉功能，眼附属器起保护、运动等辅助作用。

眼球分为球壁和球内容物两部分。

眼球壁外层包括纤维膜（角膜、巩膜）。中层含血管和葡萄膜，依前、中、后分为虹膜、睫状体和脉络膜。内层为视网膜，位于玻璃体和脉络膜之间。

眼球内容物由房水、晶状体和玻璃体三部分构成。

眼附属器由眼肌（眼内肌、眼外肌）和泪器（泪腺、泪道）两部分组成。

眼球由眼动脉、视网膜中央动脉、睫状后动脉供血，其中眼动脉 95％ 发自颈内动脉，是颈内动脉的第一个分支，另 5％ 发自脑膜中动脉。

在眼轴位声像图上，可清晰显示角膜、晶体、玻璃体、球后壁各层及球后组织。

正常成人眼轴长约 23.97±0.29 mm，角膜厚约 0.98±0.16 mm，前房深约 2.38 ±0.48 mm，晶体厚约 4.00±0.22 mm，玻璃体长约 16.5±0.26 mm，球壁厚约 2.01 ±0.17 mm。

眼解剖结构图如图 7-12 所示，正常眼球超声图如图 7-13 所示。

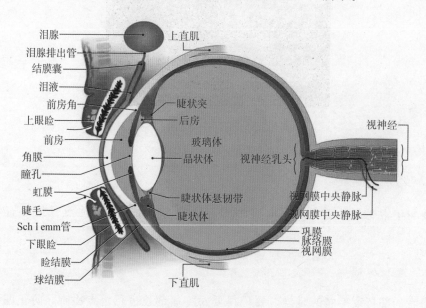

图 7-12　眼解剖结构图

A：前房；L：晶状体；V：玻璃体

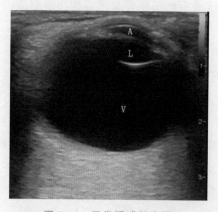

图 7-13　正常眼球超声图

一、眼外伤（Ocular trauma）

（一）病理与临床

眼外伤是由于机械性、物理性、化学性等因素直接作用于眼部，引起眼球及附属器的结构和功能损害。眼外伤根据外伤的致伤因素，可分为机械性眼外伤和非机械性眼外伤。机械性眼外伤通常包括挫伤、穿通伤、异物伤等。非机械性眼外伤包括热烧伤、化学伤、辐射伤和毒气伤等。超声对于检查眼外伤有独到价值，无损伤、简单易行，可以显示眼球后壁及侧壁有无破裂伤、眼球内有无异物和异物定位以及有无外伤引起的继发性损害，如视网膜脱离、眼内出血、晶状体脱位及眼球萎缩等，诊断准确率高。

（二）超声表现

眼球破裂伤声像图特点如下：

（1）眼球失去正常形态，球壁强回声带中断或出现无回声裂隙。

（2）玻璃体无回声暗区内可见散在性点状或片状回声，眼球破裂口周围尤为明显。

（3）玻璃体液流失，可出现眼轴径缩短。

眼球内异物声像图特点如下：

（1）眼球内或球后壁可见点状、斑块状或团块状强回声，较大者常伴有声影。

（2）若为金属，声束垂直入射时可见彗星尾征。

（3）转动眼球时，位于腔内的异物可出现移位，位于壁内的异物位置固定不变。

（4）隆起假象，在异物区后方的眼球壁上出现与异物大小相同的回声，异物较大时，这种隆起假象尤为明显。

（5）异物嵌入眼球壁或眼球周围组织时，异物周围因炎症或出血可出现声晕，呈低回声或无回声。

（6）外伤后出（渗）血、视网膜脱离、眼球萎缩等则可出现相应的声像图改变。

眼球萎缩声像图特点如下：

（1）眼球轴径明显缩短。

（2）球壁增厚。

（3）眼球失去正常声像图，玻璃体出现不均质回声。

（4）眼球内异物存在，可出现相应的声像图改变。

右眼前方鼻侧异物如图 7-14 所示，玻璃体内异物如图 7-15 所示。

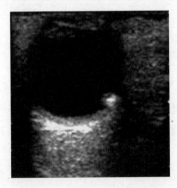
图 7-14　右眼前方鼻侧异物

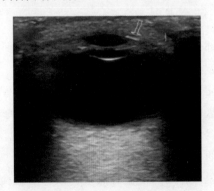
图 7-15　玻璃体内异物

（三）鉴别诊断

主要需与其他疾病造成的异常回声鉴别。如白内障时，晶体内可出现异常强回声光点；玻璃体内有机化物时，也可出现异常强回声。

（四）要点及建议

（1）对于新鲜外伤的患者，在探查前需要消毒探头，使用无菌耦合剂，以免引起继发性感染。

（2）探查时动作务必要轻柔，勿用力压迫眼球，以免加重眼部损伤。

（3）必要时加垫一柔软的小水囊进行间接探查，以保护眼球不在超声检查中受二次损伤。

二、视网膜脱离（Retinal detachment）

（一）病理与临床

视网膜是眼球壁的最内层结构，视网膜与色素膜之间存在潜在性空隙，除了在视神经乳头周围和锯齿缘部牢固黏附外，其余大部分只是紧贴于色素膜的里面，视网膜脱离是视网膜神经上皮层与色素上皮层分离；任何原因致使潜在的间隙分离都可能形成视网膜脱离。

视网膜脱离临床上分为原发性和继发性两大类。原发性视网膜脱离多见于高度近视眼、屈光不正等患者；继发性视网膜脱离是炎症、外伤、糖尿病、肿瘤等病因所致。

视网膜脱离是眼科常见的致盲性眼病之一。临床表现：部分性视网膜脱离，对侧视野中出现云雾状阴影；黄斑区视网膜脱离，中心视力大为下降；完全性视网膜脱离，视力减至光感或完全丧失。临床上可借助眼底镜、三面镜或裂隙灯等检查，但当眼屈光系统的间质浑浊时，无法窥见眼底，此时二维超声则显示出独特的诊断价值，彩色多普勒超声血流成像更能凸显其重要的诊断价值。

（二）超声表现

（1）部分性视网膜脱离表现为细带状强回声后端与视乳头相连，前端可达周边部，凹面向前，如图7-16所示。

（2）完全性视网膜脱离表现为玻璃体内呈倒"八"形带状强回声，凹面向前，其尖端与视盘回声相连而两端分别与周边部眼球壁回声相连，如图7-17所示。

（3）运动试验一般为阳性，且脱离的视网膜运动方向一般与眼球壁回声相垂直，为以脱离的视网膜为中心的垂直轻微摆动。

（4）脱离的视网膜上有点状、条带状血流信号，且与视网膜中央动脉（CRA）的血流信号相延续。脱离的视网膜上的血流信号表现为与视网膜中央动脉、视网膜中央静脉血流频谱完全相同的动、静脉伴行的血流频谱。

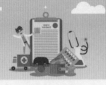

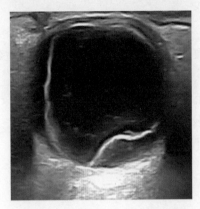

图 7-16 左眼部分性视网膜脱离

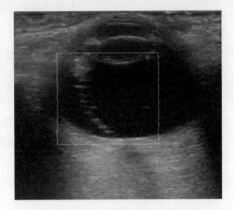

图 7-17 左眼完全性视网膜脱离

(三) 鉴别诊断

视网膜脱离应与玻璃体机化物、玻璃体后脱离及脉络膜脱离相鉴别:

(1) 玻璃体机化物声像图特点:玻璃体无回声区内见厚薄不一的膜状回声,与眼球壁之间关系复杂,走行无规律,运动试验及后运动试验均为阳性。彩色多普勒血流显示:玻璃体机化物膜上无血流信号,极少部分由于新生血管增生可在膜的基底部近视乳头处见少量血流信号。

(2) 玻璃体后脱离为玻璃体后界膜与视网膜内界膜脱离,声像图特点:玻璃体无回声区内见连续、粗细不等的条状光带;特别要注意玻璃体的后界膜在脱离的过程当中没有完全与跟球壁分开时的声像图有时亦呈"V"形的条带,但其运动试验及后运动试验均为阳性且运动幅度太大。彩色多普勒血流显示:玻璃体后界膜无血流信号存在。

(3) 脉络膜脱离声像图特点:玻璃体无回声区内见弧形的条带状回声,大多都是成对出现,有时可形成"花瓣"征。彩色多普勒血流显示:弧形的条带状可探及低速动脉型血流频谱。

右眼玻璃体机化膜如图 7-18 所示,右眼玻璃体后脱离如图 7-19 所示。

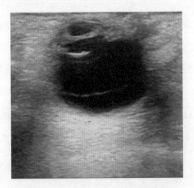

图 7-18 右眼玻璃体机化膜

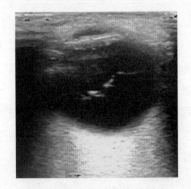

图 7-19 右眼玻璃体后脱离

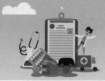

（四）要点及建议

（1）注意光带起止部位：视网膜脱离图像的起止部位为一端连于视盘边缘或后极部。

（2）注意光带有无后运动：视网膜脱离有后运动，脉络膜脱离无后运动或较弱。

（3）注意光带的厚度：视网膜脱离的光带较纤细，脉络膜脱离的光带较厚。

（4）注意光带上有无血流信号以及血流频谱的形态。

三、脉络膜脱离（Choroidal detachment）

（一）病理与临床

葡萄膜的解剖特点为除巩膜突、后极部和涡静脉穿出点外，葡萄膜与巩膜之间均为疏松连接。由于脉络膜血管内皮细胞结合疏松，仅靠少量结缔组织和单层内皮细胞的窦腔连接，在外界因素的作用下，血管外压力突然下降导致血浆大量渗出，积聚于脉络膜上腔而发生脉络膜脱离。

脉络膜脱离分特发性、手术后、渗出性三大类。

特发性：伴有非孔源性视网膜脱离，视网膜下液体随体位移动，脱离是泡状隆起，又称为葡萄膜渗漏。多见于青光眼、白内障、眼球穿孔伤、视网膜脱离术后及角膜移植术后1～4天发生。

渗出性：包括眼部炎症和眼球挫伤。

临床特点：多以视力突然下降就诊，眼压低、前房浅、睫状体脉络膜隆起。

（二）超声表现

（1）脉络膜脱离表现为周边部球壁前一带状弧形隆起回声，凸向玻璃体腔，弧度较视网膜脱离大（半径小），弧形回声光带肥厚，前接睫状体，后至赤道附近球壁，后运动不明显。

（2）多发的脱离类冠状切面上可以探及多个弧形带状回声，有多个点与眼球壁回声相连，形态类似"花瓣"状即花瓣征阳性。

（3）脉络膜完全脱离时，两个半环状的强回声光带凸向玻璃体，在玻璃体中心附近互相接触，称为"视网膜接吻现象"。

（4）彩色多普勒超声光带上可探及彩色点状血流信号，血流频谱呈低速动脉型血流频谱，与睫状后短动脉的血流频谱特征相同。

左眼脉络膜脱离如图7-20所示。

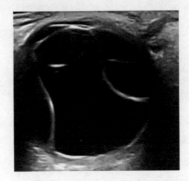

图 7-20　左眼脉络膜脱离

（三）鉴别诊断

（1）本病主要与其他表现为眼内膜状回声的疾病相鉴别，比如视网膜脱离、玻璃体机化膜、玻璃体后脱离等。

（2）视网膜脱离与脉络膜脱离的鉴别，前者光带一般与视乳头相连，位于赤道后部，光带接近球壁，与球壁间隙小，而后者则相反，位于赤道前部，光带凸面向眼球中心，与球壁间隙大。若病变部位的血流信号、血流频谱与视网膜中央动脉、静脉相伴行可将其诊断为视网膜脱离，若病变部位的血流信号丰富、血流频谱为单纯动脉型、弧形带状回声对称等可诊断为脉络膜脱离。

（3）玻璃体机化物光带形态走向均不规则，粗细不均，长短不一，多有分叉，可呈条索状、树枝状，绝大多数不与视乳头相连，动度及后运动差，无血流信号。

（4）玻璃体后脱离为玻璃体的境界与视网膜的内界膜之间的脱离。声像图上可出现厚薄不一条状光带，其形状弯曲蜿蜒，与眼球壁之间无固定的粘连位置，也不与视乳头相连，动度及后运动明显，当眼球转动时，条状光带可突然跳动，眼球停动后，光带仍蠕动不止，无血流显示。

（四）要点及建议

（1）患者闭目后，在眼睑上涂抹耦合剂，选用高频探头直接经眼睑探查。

（2）探查时注意手法要轻柔，不宜一直对眼球加压。

（3）在全面探查的前提下，应尽量缩短探查时间。

（4）不要忘记作后运动试验。

四、玻璃体积血（Vitreous hemorrhage）

（一）病理与临床

玻璃体积血为眼外伤或视网膜血管性疾病所致的常见并发症，是由于视网膜、葡萄膜血管或新生血管破裂，血流流入并积存于玻璃体腔而形成。常见原因为视网膜血管病、糖尿病性视网膜病变、眼外伤或手术等。少量出血时有飞蚊症，大量出血时影响视力。

（二）超声表现

（1）少量、分散的积血超声检查声像图上可能无异常表现，因血细胞成分的直径为 6～16 μm，小于超声波 1/2。

（2）出血量稍多而新鲜者，声像图上表现为玻璃体内散在的光点。中等量至大量时，光点呈弥漫性分布，或聚集成絮状，转动眼球时后运动活跃，呈满天星光闪耀状。

（3）大量积血凝结成血块时，玻璃体内可见条状、块状弱回声，形态多不规则，转动眼球时有一定的后运动。

（4）若积血机化，则玻璃体内出现树枝形、膜状不均质回声，与球壁不相连，后运动不明显。若机化的血块牵拉视网膜，可造成继发的视网膜脱离。

（三）鉴别诊断

玻璃体变性：玻璃体变性的回声强度较玻璃体积血强且病变在玻璃体内的运动能力有限，一般表现为以病变为中心的轻度摆动且玻璃体内点状回声的形态和大小都不一定，形态较玻璃体积血多样。

玻璃体内凝血块与眼球内肿物的鉴别：凝血块运动明显，即眼球开始转动时其内光团移动，眼球停止转动后，光团仍有动荡。肿瘤则随眼球的转动而移动，眼球停止转动后肿瘤也停止运动。

（四）要点及建议

超声检查可灵敏发现玻璃体内回声异常，但对玻璃体积血而言并非特异性诊断手段，故须密切结合临床给予提示。

右眼玻璃体积血如图 7-21 所示。

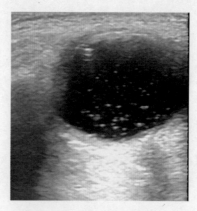

图 7-21　右眼玻璃体积血

五、晶状体脱位 (Luxation of lens)

(一) 病理与临床

晶状体位于虹膜之后,为一凸球镜片形状的结构,由多组悬韧带和睫状体的睫状突相连而固定。由于晶状体悬韧带先天发育不全,松弛无力,或严重的眼球钝挫伤致使晶状体脱离正常位置,称为晶状体脱位。常见于外伤性晶状体脱位、马切山尼综合征(身材矮胖、胸颈部及四肢均较短粗,肌肉丰满,富于脂肪,球形晶体)、马凡氏综合征(体型瘦长、肩下垂、指趾纤细、全身肌肉无力)。从程度上可分为完全脱位和不完全脱位两种,从脱位方向可分为前脱位和后脱位两种。不全脱位的晶状体可嵌顿于瞳孔处,全脱位的晶体则可进入前房或玻璃体。后脱位的晶体可进入玻璃体,甚至引起视网膜脱离。若有角膜、巩膜破裂,晶状体也可脱至眼球外。

临床主要表现为视力下降或丧失以及疼痛、局部结构异常。

(二) 超声表现

(1) 眼环完整,晶状体蝶形斑声波不见,玻璃体内可见梭形环状回声,其位置随体位而改变,晶状体混浊时梭形环状回声内呈中强度回声,若晶状体仅核后脱位,晶状体位置蝶形斑短而弱,玻璃体腔内一较小梭形回声环。

(2) 半脱位的晶体位置变化不明显,但其长轴与眼球横轴不平行,而是成一定角度。

(3) 若伴有视网膜脱离则同时可见相应声像图表现。

晶状体不完全脱位如图 7-22 所示,晶状体完全脱位如图 7-23 所示。

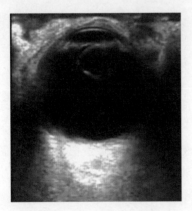
图 7-22 晶状体不完全脱位

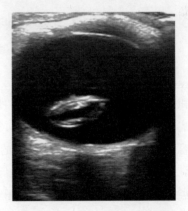
图 7-23 晶状体完全脱位

(三) 鉴别诊断

晶状体完全脱位应注意与眼球内肿物鉴别,脱位的晶状体在正常位置上消失,出

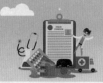
现在玻璃体内，有飘浮感，随眼球转动或体位变化可移位，其内及周边不会探及血流信号，而球内肿物是固定在球壁上，形态各异，不随体位变化而移位，其内及周边有可能探及血流信号，同时眼球前部可见晶状体回声且位置正常。

（四）要点及建议

（1）熟悉正常眼球的构造和声像图上各细微结构的表现。

（2）明显的晶状体脱位在诊断中难度较小，但轻度晶状体部位脱位极大可能造成误诊。在应用超声进行诊断中，前房深度异于平常，晶状体震颤以及虹膜震颤等，在一定程度上有助于超声对其诊断。

第三节 >>> 体腔急症

胸膜分为脏胸膜和壁胸膜。脏胸膜紧贴于肺的表面并伸入肺叶之间的裂内，又称肺胸膜。壁胸膜衬于胸壁内面、膈上面和纵隔侧面。正常情况下，脏壁两层胸膜紧贴在一起，在肺根部互相折返延续围成两个彼此完全分开的封闭潜在的腔隙，称为胸膜腔。正常胸膜仅厚 0.2～0.4 mm。

腹腔位于骨盆和胸部之间，上界为分隔胸腔与腹腔的膈顶：后界为腰椎体、骶骨和腹后部的肌肉：前外侧界为腹部前外侧肌群及其腱膜。腹壁肌的上部由肋缘和胸骨加固，而腹壁肌的下部和外侧部则由髂骨翼加固。腹腔的下界由盆膈构成。

一、中至大量胸腔积液 (Moderate to large right pleural effusion)

（一）病理与临床

胸腔积液可分为渗出性和漏出性两种。前者多因炎症所引起，多继发于肺、胸膜或纵隔炎症和肿瘤，少数由腹内炎症（如膈下脓肿等）波及，蛋白含量高，外观比较浑浊，且容易凝固。渗出液可以是稀薄的浆液性、浆液纤维蛋白性或黏稠脓性，有时呈血性、乳糜性或胆固醇性，蛋白含量低，外观比较清亮，而且不容易发生凝固。后者常是非炎症所导致，比如心力衰竭、肝硬化、静脉淤血等引起。

中至大量胸腔积液可引起呼吸困难、胸闷、心悸、气促等症状。

（二）超声表现

胸膜脏、壁层分离，其间充斥无回声液性暗区。坐位经背部扫查，中量胸腔积液时暗区前后径为 4.0～8.0 cm，其上界不超过第 6 后肋水平；大量胸腔积液时暗区前后径超过 8.0 cm，其上界超过第 6 后肋水平。

中至大量胸腔积液常可见压缩的肺组织，呈类实性中～高回声团块，位于液性暗区之中。肺组织的类实性改变，除可能是胸腔积液的压迫所致外，也可能是肺本身的病变如肺炎、肺肿瘤均可导致这种改变。

包裹性胸腔积液，位于胸壁与肺之间，位置局限，呈梭形、圆形、卵圆形或半月形的无回声区，界限较清楚，内壁多不光滑，腔内可见分隔及条索样回声。

积液一般透声较好，如果含纤维蛋白、血细胞、脓细胞等物质时，透声性可减低，内部出现散在、密集甚至稠密的光点回声。如纤维蛋白形成少量纤维条索，则可见条索状回声随心脏搏动或呼吸运动作有节律的摆动。如纤维蛋白形成大量纤维条索，则可在胸腔积液里形成大量分隔，呈网络状、蜂窝状回声。

胸腔积液箭头示压缩的肺组织如图图 7-24 所示。

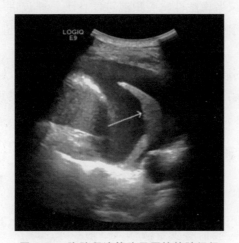

图 7-24　胸腔积液箭头示压缩的肺组织

（三）鉴别诊断

超声对于胸腔积液的诊断一般比较明确，但是对于积液的性质需要进行鉴别。漏出液通常呈无回声，渗出液可以为无回声也可为有回声，脓胸或血胞通常为均一点状回声，但也可表现为无回声，明确诊断需要进行穿刺。

（四）要点及建议

（1）注意双侧对比。全身性疾病容易导致双侧胸腔积液。局灶性病变如肺炎虽然多导致患侧胸腔积液，但有时也可在健侧出现少量反应性的胸腔积液，故应双侧探查，既可作为对比，也可减少漏诊。

（2）胸腔积液量的判断，划界数值仅有参考价值，胸水量与 B 超下最大深度呈明显正相关，与肋间数、纵向区数、引流序次无明显相关。约有 70％患者 B 超下最大深度对估计胸水量有很重要的参考价值。

（3）计算含有大量纤维分隔的胸腔积液的量时，不能把纤维分隔所占空间也计算进去，因为纤维分隔是类实性的，穿刺抽液时难以抽出来，引流也难以引出来，如果把纤维分隔算作胸腔积液，则可能引起临床误解和误操作。

（4）超声医生不必将胸片判断的胸腔积液作为自己作诊断的参考依据，因为临床实践证明，胸片检查胸腔积液在准确性、时效性等方面的价值值得商榷，但是要注意保证自己操作的准确性和全面性，还要注意及时与临床医生进行沟通。

（5）胸腔积液的来源和性质超声不能准确判断，因此，如果临床病史没有确切的指向性，不宜在报告中写具体的性质如"血性胸腔积液"、"脓性胸腔积液"，而应在提示胸腔积液及其量的同时，作一些描述性的提示，例如脓性胸腔积液其结论可叙述为"大量胸腔积液，内伴稠密光点"而非"考虑脓性胸腔积液"。确实倾向于脓性胸腔积液的，可写为"结合临床考虑脓性胸腔积液可能性大，建议进一步检查"。事实上诊断性穿刺既快速又方便，很快可以明确胸腔积液的性质，无须超声检查者勉强地下一些推断性的结论。

（6）胸腔穿刺置管引流可及时缓解中大量积液导致患者出现的呼吸困难、无法平卧等症状。胸腔积液穿刺引流不仅可用于临床治疗，还可辅助诊断不明原因胸腔积液。超声引导下胸腔穿刺可显著提高穿刺成功率。

二、中至大量腹腔积液（Moderate to large right peritoneal effusion）

（一）病理与临床

正常状态下，人体腹腔内有少量液体（一般少于 200 ml），对肠道蠕动起润滑作用。任何病因导致腹腔内液体量增加，超过 200 ml 时，即为腹腔积液。

腹腔积液按液体含蛋白量的不同分为漏出性腹腔积液、渗出性腹腔积液及血性腹腔积液。漏出性腹腔积液如肝硬化腹水、肾源性腹水、营养不良性腹水、心源性腹水等。渗出性腹腔积液如自发性细菌性腹膜炎、继发性腹膜炎（癌性腹腔积液）、结核性腹膜炎、胰源性腹膜炎等。血性腹腔积液常见于急性门静脉血栓形成、肝细胞结节破裂、肝外伤性破裂、肝动脉瘤破裂、宫外孕等。

急性的中至大量腹腔积液常为严重的腹部脏器病变所致，如重症胰腺炎、腹腔脏器出血、重症阑尾炎、肠系膜静脉血栓等，临床上除了有腹胀、腹部膨隆等表现外，更多的是原发病的表现。超声可便捷、迅速判断急性腹腔积液的部位、积液量及性质，为临床提供初步的病因诊断、相关的病因推断、进一步的鉴别诊断，从而为临床医生快速做出诊疗方案提供可靠依据。

（二）超声表现

（1）中至大量腹腔积液表现为片状无回声暗区，分布于一处，也可分布于多处或散在分布于全腹，肠管漂浮其中。多数液性暗区透声性良好，少数伴有密集细弱光点或厚薄不均的分隔，此类腹腔积液以癌性腹腔积液多见。

（2）腹腔积液都是其他疾病尤其是腹部脏器疾病的一个并发症，因此在探查到腹腔积液的同时，多可探及相应腹部脏器的病变，例如脾破裂、急性重症胰腺胰、重症阑尾炎等相应声像图改变。

腹腔积液，内可见漂浮的肠管，如图 7-25 所示。

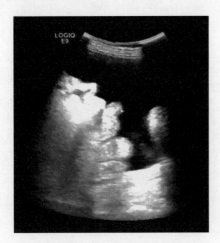

图 7-25 腹腔积液

（三）鉴别诊断

与充盈的膀胱鉴别，当腹腔积液局限于下腹部时，液性暗区在横切面上可酷似膀胱充盈时尿液暗区的横切面，但纵切探查可见暗区内有形态不规则的迂曲肠管，可资鉴别。

与腹腔内巨大的囊性占位病变相鉴别，比如巨大卵巢囊肿、巨大囊性畸胎瘤等。囊性占位病变暗区边缘往往可见囊壁的回声，暗区内无肠管回声，暗区不随体位改变而发生变化。

（四）要点及建议

（1）患者处于仰卧位时，腹部右上象限的液体首先积聚于肝肾隐窝，溢出的液体将沿右结肠旁沟流进盆腔。腹部左上象限的游离液体首先积聚于脾和左半膈肌之间，因膈结肠韧带阻挡，液体随后会流向脾肾间隙。盆腔内的游离液体会首先积聚于直肠膀胱陷凹或陷凹再流向结肠旁沟。

（2）全面对腹腔进行扫查。腹腔积液并不一定在重力最低处，也不一定以重力最低处分布最多。

（3）注意腹腔脏器声像图有无改变，结合临床及病史，尽量查找腹腔积液的病因。

（4）腹部实质脏器损伤伴随腹腔积液的出现并不是绝对的手术指征，临床工作中，发现很多实质脏器损伤患者在开腹查时已无活动性出血，所以对于这类游离于保守治疗与手术治疗之间的患者，要注意动态监测腹腔积液的变化。

（5）在超声引导下穿刺抽液时，如积液分布较散，可嘱患者取一定体位并保持10～30 min，然后再次探查，看积液是否可因重力作用聚集起来供穿刺抽吸。

第四节 >>> 肺部急症

肺是含气的器官，而空气100％反射声波，所以无法形成组织的图像。但是图像中肺组织所在区域内仍然出现影像。原因在于探头与胸膜之间没有空气，所以显示的是实像，而肺组织所在区域（为胸膜深侧）则显示一种肺组织和空气相混合的伪像，而这些伪像存在与否或改变则可帮助我们评估胸部结构的生理或病理生理状态。

1. 胸膜线和肺滑行

（1）胸膜线：在肋骨线深面约 0.5 cm 处，可见一条随呼吸运动来回滑动的高回声线，称为"胸膜线"。

（2）肺滑行：正常情况下可见脏壁两层胸膜之间随着呼吸相互滑动。

胸膜纵切面和横切面如图 7-26 所示。

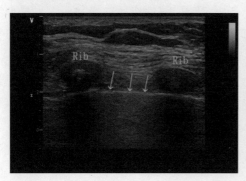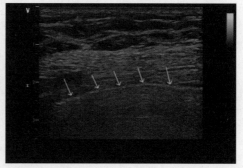

图 7-26 胸膜纵切面和横切面

Rib：肋骨；箭头：胸膜线

2. A 线和 B 线

（1）A 线（图 7-27）：因胸膜－肺界面声阻抗差异产生多重反射而形成的水平伪像，超声下呈一系列与胸膜线平行的线状高回声，位于胸膜线下方，彼此间距相等，其强度依次递减。

（2）B 线（图 7-28）：为超声波遇到肺泡气－液界面产生的反射所形成的伪像，超声下表现为一系列起源于胸膜线并与之垂直、呈放射状发散至肺野深部、并直达扫描屏幕边缘、无衰减的线样高回声，正常人通常看不到 B 线，部分正常人膈肌上方最后一肋间隙可探及少于 3 条 B 线。

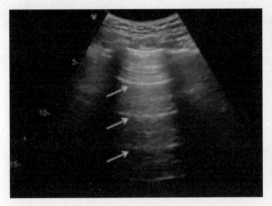

图 7-27　肺超声 A 线

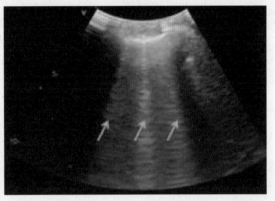

图 7-28　肺超声 B 线

3. 扫查方法

　　一般采用单侧六区方案分区，即将胸腔分成前、外、后三大区域（图 7-29）。前区由胸骨、锁骨、腋前线围成；外侧区位于腋前线和腋后线之间；后区位于腋后线和脊柱之间。对于完整的肺部检查，应在上述区域所有肋间逐一扫查。另外，对于仰卧位患者，因为重力的影响，少量积液在胸后段探查较为明显。

　　第一步：前胸部扫查仰卧位或半卧位，主要用于气胸检查。气胸气体聚集于前肺区，容易显示。

　　第二步：侧胸部扫查仰卧位或半卧位，主要用于肺不张或肺实变检查。

　　第三步：后侧胸部扫查仰卧位或略对侧卧位，主要用于胸腔积液、肺水肿的检查。

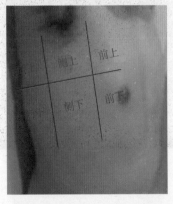

图 7-29　单侧六区方案分区

一、大叶性肺炎（Lobar pneumonia）

（一）病理与临床

大叶性肺炎主要由肺炎双球菌引起，病理改变为肺泡内和间质炎症细胞浸润，浆液纤维蛋白渗出，继而发生肺实变，最后溶解咳铁锈色痰，病灶吸收而愈。根据病程分为充血水肿期、红色肝变期、灰色肝变期和溶解消散期四期，分别位于发病后 1～2 天、3～4 天、5～6 天和 1 周左右。

本病好发于青壮年，起病急，常以高热、寒战开始，继而出现胸痛、咳嗽、咳铁锈色痰、全身酸痛甚至呼吸困难，并有肺实变体征，叩诊肺部呈实音。

（二）超声表现

（1）大叶性或肺段性肺炎声像图可显示肺实变，内部回声增强呈肝样变，边界清晰，其内可见含气支气管的管状强回声（支气管气相），后方有时出现彗星尾征和含液支气管所形成的管状无回声（支气管液相），以及由肺实质内残留空气所引起的散射点状强回声等 3 项改变。

（2）胸膜回声光滑连续或轻度凹陷。

（3）多数患者仅合并少量胸腔积液。

（4）彩色多普勒超声检查可于支气管旁显示肺动、静脉，呈分支状规律分布，动脉血流频谱为高阻型。

肺实变伴"空气支气管"征（箭头所示）如图 7-30 所示。

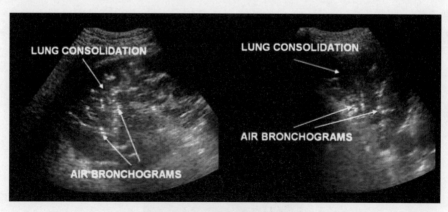

图 7-30　肺实变伴"空气支气管"征（箭头所示）

（三）鉴别诊断

（1）炎性肺实变与肺不张鉴别：肺不张时肺体积缩小，肺组织呈中等强度细密点状回声，分布均匀。

（2）炎性肺实变与正常肝脏、脾脏鉴别，可将探头由横切转换为纵切，有助于鉴别，若仍有困难，可继续向下探查，如为肝或脾，可见其继续向下延伸，并与肾、肠等腹部脏器毗邻。

（3）炎性肺实变与肺内实性肿物鉴别，后者多表现为有肿块感的孤立团块，在形态上与肺实变后仍保持肺的基本外形轮廓是不同的，炎性肺实变内可见空气支气管征而后者无。前者主要表现为寒战、高热，后者主要表现为咳嗽、咯血。

（4）炎性肺实变与胸膜和胸壁肿瘤鉴别，后者发生于胸膜和胸壁，仔细观察其形态和位置，可与肺实变区分开来。

（四）要点及建议

（1）首选体位为坐位经背部探查，必要时辅以经腋侧和前胸探查。

（2）注意双侧对比扫查。探查时应以肺下界为起始点，逐渐向上探查。

（3）超声发现肺部异常声像图还需结合临床表现，仅可作提示性诊断，不可作确定性诊断，应建议 X 线胸片或 CT 检查进一步明确诊断。

（4）超声可动态观察大叶性肺炎的变化过程并及时地发现一些并发症；可协助临床对肺部某些并发症的治疗。

二、肺脓肿（Lung abscess）

（一）病理与临床

肺脓肿是由于多种病因所引起的肺组织化脓性炎症发生坏死、液化形成的。脓液形成后积聚于脓腔内，当张力增高时可破溃到支气管或胸膜腔内，前者可咳出大量脓痰，若空气进入则形成脓气腔，后者则产生脓气胸。当肺脓肿邻近肺边缘时，常发生局限性胸膜炎，引起胸膜粘连和渗出。

临床主要表现为高热、寒战、胸痛、咳嗽、咳脓痰、气促或呼吸困难。以青壮年多见，且男性多于女性。

（二）超声表现

（1）早期病灶呈类圆形，边界不清，内部呈不均匀弱回声，并可见含气的小支气管的管状强回声。

（2）晚期液化坏死形成脓肿后，病灶中心呈不规则无回声，周边呈高回声，有纤维包膜形成时，边界较清晰。

（3）脓肿与支气管相通时，脓液咳出后，脓肿上方表现为气体强回声，下方为脓液及坏死物质的弱回声。

（4）合并胸膜腔积液或脓胸时，则可见胸膜增厚及包裹性或游离性液性暗区，可

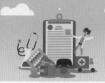
伴密集细弱光点。

如图 7-31 所示为肺脓肿，显示薄壁无回声区，边界较清，内可见纤维间隔。

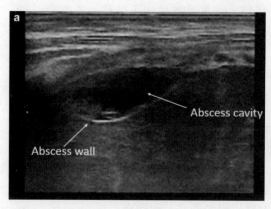
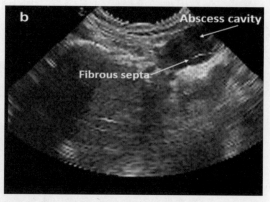

图 7-31　肺脓肿

（三）鉴别诊断

需与肺结核及肺癌液化坏死相鉴别，结合临床病史，CT 可资鉴别。

（四）要点及建议

（1）肺脓肿气液分层征上方为气体回声，下方为脓液回声，坐位经背部探查时，探头要纵切，才能观察到这一征象。

（2）超声造影（CEUS）可以识别肺实变内的坏死区域，提高诊断准确性，并有助于确定进行肺脓肿引流的适当时机，特别是肾功能受损不宜做 CT 增强的患者。

四、肺水肿 （Pulmonary edema）

（一）病理与临床

肺水肿是由于某种原因引起肺内组织液的生成和回流平衡失调，使大量组织液在短时间内不能被肺淋巴和肺静脉系统吸收，积聚在肺泡、肺间质和细小支气管内，从而造成肺通气与换气功能严重障碍。

肺水肿从病理上分为间质性肺水肿与肺泡性肺水肿，两者往往同时存在，仅有主次之分。间质性肺水肿是由于左心衰竭引起的肺静脉和毛细血管压升高，肺郁积性充血，使液体由毛细血管渗到肺组织间，留存于肺血管周围鞘层和小叶间隔内及肺实质的间质组织内。肺泡性肺水肿是由于肺损伤，特别是肺血管内皮损伤，使血管通透性增加，从而使水分和蛋白质渗入到肺间质和/或肺泡内。

肺水肿按解剖部位分为心源性和非心源性两大类。

临床上表现为突然起病、呼吸困难、端坐呼吸、发绀、阵发性咳嗽伴大量白色或粉红色泡沫痰，双肺布满对称性湿啰音。

（二）超声表现

（1）肺水肿时，小叶间隔内或肺泡内的液体被周围肺气包裹，超声在气体和液体的界面上发生多重反射，产生"振铃伪象"，也就是 B 线，表现为彗星尾征、火箭征。无 B 线、孤立的 B 线或 B 线局限在膈肌上最后一个肋间时被认为是正常表现，如图 7-32 所示。

（2）B 线间距为 7 mm 左右时称 B7 线，即两个小叶间隔之间的距离，提示肺小叶间隔增厚，多为间质性肺水肿。B 线间距在 3 mm 左右时称为 B3 线，提示肺泡性肺水肿。弥漫性 B 线也称"白肺"，提示重度肺水肿，如图 7-33 所示。

（3）急性肺水肿时可见多条与胸膜表面垂直的大 B 线，为双侧对称性。

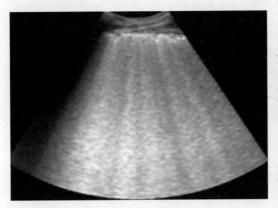
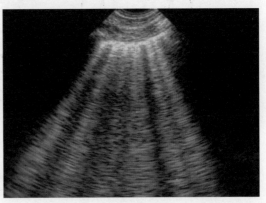

图 7-32　肺水肿见大量 B 线　　　　图 7-33　重度肺水肿"白肺"征

（三）鉴别诊断

与肺炎的鉴别：肺炎的渗出无规律，可表现为大叶性实变、单发/多发不对称的 B 线、胸膜后方局灶性低回声区等不对称分布表现，而肺水肿特别是心源性肺水肿 B 线分布呈弥漫、对称分布表现。严重肺炎胸膜滑动征消失，肺水肿胸膜滑动征存在。

（四）要点及建议

（1）易受到重力影响，常常在背侧肺野和下肺野发现。
（2）淤血性心功能不全引起的肺水肿是典型的间质综合征，表现为弥漫性 B 线。
（3）联合心脏超声对于鉴别心源性和非心源性肺水肿有较高的应用价值。

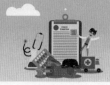

五、脐尿管异常合并炎症（Urachal anomalies with inflammation）

（一）病理与临床

在胚胎发育过程中，泌尿生殖窦上方膨大演化成为膀胱，膀胱自脐部沿前腹壁下降，在此下降过程中，膀胱顶部与脐部之间有一细管相连，该细管结构称之为脐尿管，正常情况下该管道在妊娠第 12 周左右闭合，闭合后的遗迹称之为脐正中韧带，位于腹横筋膜与腹膜之间的疏松结缔组织内，属于腹膜外结构。

脐尿管位置示意图如图 7-34 所示。

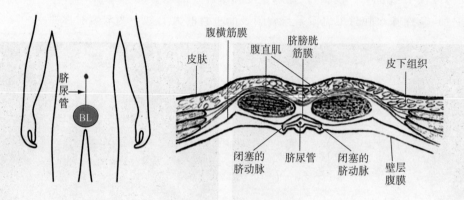

图 7-34　脐尿管位置示意图

当脐尿管在发育过程中闭合出现异常，便会引起脐尿管病变，根据其未闭合的部位，可将其分为四种病变类型（图 7-35）：

（1）脐尿管瘘：脐尿管完全不闭合，脐端与膀胱相通。

（2）脐窦：脐端未闭合，而膀胱端闭合。

（3）脐尿管囊肿：脐端及膀胱端均闭合，而脐尿管中间管腔未闭合。

（4）脐尿管憩室（膀胱顶部憩室）：脐端闭合，而膀胱端未闭合。

脐尿管病变发病率较低，成人脐尿管病变发病率更低，据报道，儿童的发病率约为 1/30 万，而成人的发病率约为 1/500 万。脐尿管囊肿最常见，其次是脐尿管瘘，脐尿管憩室较为罕见。

脐尿管瘘多见于男性新生儿，主要表现为脐部间歇性漏尿，合并感染时脐部出现红、肿、热、痛，流出黏稠的分泌物，较易发现，早期诊治可以治愈。脐尿管囊肿多发生于男性，通常无症状，多表现为下腹部正中处囊性包块，囊肿较大时可出现邻近脏器的压迫症状，合并感染时常伴有腹痛、发热等表现。脐窦表现为脐部异常分泌物，合并感染时脐周红肿疼痛。脐尿管憩室常无临床症状，当合并感染时，可出现发热、下腹隐痛、尿路刺激征及血尿等症状。

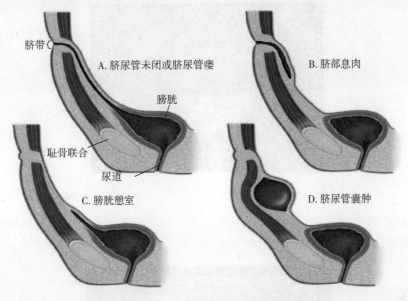

图 7-35　脐尿管四种病变类型

A 脐尿管瘘；B 脐窦；C 脐尿管憩室；D 脐尿管囊肿

（二）超声表现

脐尿管囊肿：超声表现为脐下方腹壁固定的无回声包块，形态规则，边界清楚，大小与体位、呼吸、排尿均无关，位置表浅，与脐部及膀胱均不相通。CDFI：多不能探及血流信号。若合并感染时，囊肿内部可见絮状弱回声，囊肿周边为低回声区。

脐尿管瘘：在膀胱充盈条件下检查，超声表现为脐部与膀胱相通的管道状低回声或无回声区，当合并感染时，低回声区内血流信号增多。探头加压管状无回声中部，有时可见液体从脐部渗出，管状无回声的粗细可随膀胱的充盈与排空而发生改变，受累的膀胱壁可增厚呈慢性炎症的改变。

脐窦：超声表现为脐下方可见条状低回声，范围较局限，与脐部相通，与膀胱不相通，当合并感染时，回声不均匀，其内血流信号增多。

脐尿管憩室：超声表现为膀胱顶部向外突出的囊状结构，与膀胱相通，与脐部不相通。当合并感染时，可因尿液逆流，炎症、尿酸盐类沉积而产生结石。

如图 7-36 所示为脐尿管囊肿，膀胱上方见一厚壁无回声包块，边界清楚，内部透声差，未与膀胱相通，CDFI：周边可见血流信号。

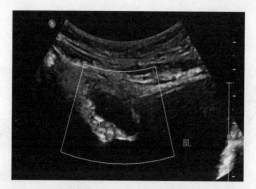

图 7-36　脐尿管囊肿

如图 7-37 所示为脐尿管瘘，膀胱与脐部之间探及一低回声带，内部回声不均，边界模糊，与脐部和膀胱相连，CDFI：实性部分可见少量血流信号。

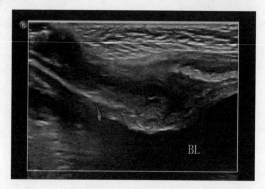

图 7-37　脐尿管瘘

如图 7-38 所示为脐窦，脐部下方探及一条状低回声，内部回声不均，与膀胱不相通。

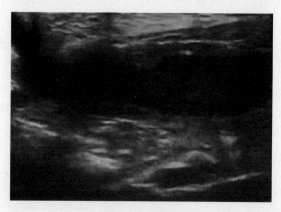

图 7-38　脐窦

如图 7-39 所示为脐尿管憩室，与膀胱相通无回声区，内可见结石强回声。

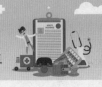

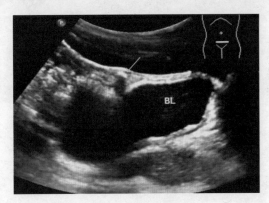

图 7-39 脐尿管憩室

（三）鉴别诊断

（1）与腹壁疝、腹壁子宫内膜异位症、阑尾周围脓肿相鉴别：腹壁疝的异常回声多为肠内容物，可见肠蠕动及肠腔腔气体；腹壁子宫内膜异位症者有手术史，与月经同步变化；阑尾周围脓肿位于右下腹、腹腔内，有典型阑尾炎临现表现。脐尿管异常位于腹腔外，不随呼吸而活动，不能回纳入腹腔内。

（2）与脐尿管癌相鉴别：脐尿管癌超声表现为膀胱前上方不均质低回声肿块，侵犯膀胱壁，CDFI 内可见血流信号。

（3）与脐痈相鉴别：单纯的脐痈表现为脐部局限性的化脓性病灶，与下腹壁、膀胱均无异常关联。

（四）要点及建议

（1）超声检查若发性脐下包块，要向上和向下追踪其与脐部和膀胱的关系，与膀胱相连时，要观察膀胱充盈与排空后包块大小、形态有无变化。

（2）浅表探头和腹部探头联合应用，能更好的显示病灶的内部回声以及与周边器官组织的关系。

（3）残留的脐尿管任何部分均可以发生癌变，故脐尿管异常一旦确诊在感染控制后宜尽早切除。

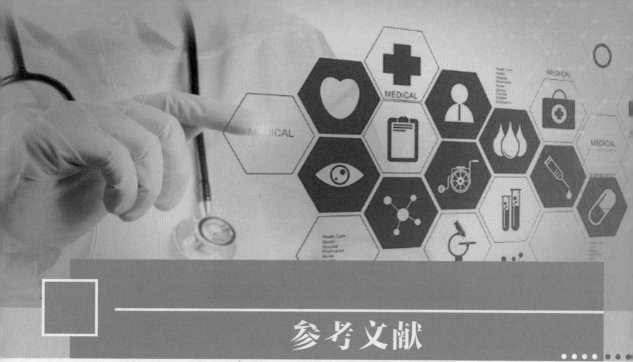

参考文献

[1] 胡艳妍. 肝破裂早期超声诊断价值探讨 [J]. 临床和实验医学杂志，2013，12（2）：130-132.

[2] 张维维. 创伤性腹腔脏器破裂的超声表现及其临床分析 [J]. 浙江创伤外科，2020，25（3）：452-453.

[3] 黎洪涛. 彩色多普勒超声诊断腹部实质性脏器破裂的临床诊断价值分析 [J]. 现代诊断与治疗，2014，25（24）：5602-5603.

[4] 陈卉品，王菲，周晓峰，等. 超声造影联合经皮射频消融在肝癌破裂出血治疗中的应用 [J]. 中国老年学杂志，2020，40（17）：3653-3656.

[5] 向清玉，郑玉玲. 肝癌自发破裂出血超声表现 1 例 [J]. 临床超声医学杂志，2017，19（3）：154-158.

[6] 赵伟忠. 超声结合造影对原发性肝癌自发破裂致急腹症的诊断价值 [J]. 中国社区医师，2017，33（24）：96-98.

[7] 韩玉平，井庆红，王玉芳，等. 超声对急性、亚急性重症肝炎的诊断价值 [J]. 临床超声医学杂志，2005，7（2）：100-102.

[8] 战英杰，孔庆宏，张世雄. 急性肝炎的胆囊壁超声声像图改变 [J]. 中国实用医药，2014，14：96-96.

[9] 杨建忠，王萍，张阿妮. 胆囊异常超声声像图分析 [J]. 中华医学超声杂志（电子版），2013，10（10）：63-64.

[10] 王萍，朱华荣，杨建忠. 胆囊积脓、出血、穿孔超声鉴别诊断分析 [J]. 陕西医学杂志，2013，9（9）：1258-1259.

[11] 秦胜亚. 超声诊断胆囊穿孔的价值 [J]. 蚌埠医学院报，2013，38（3）：335-337.

[12] 杨伟伟，陈滨. 胆囊穿孔 11 例超声特征分析 [J]. 中国乡村医药，2016，23（15）：60-62.

[13] 急性胆道系统感染的诊断和治疗指南（2021 版）.

[14] 郝巧琳．超声诊断技术在肝胆急腹症中的应用［J］．现代妇女（医学前沿），2014，9：374-374

[15] 孙晓茹，刘俊岑，刘牧云，孙畅，等．急性胰腺炎与慢性胰腺炎病程相关性的研究进展［J］．中华胰腺病杂志，2023，23（4）：309-313.

[16] 吴朝锐，刘立国，赵东兵．1型自身免疫性胰腺炎与胰腺癌的鉴别诊断进展［J］．中华普通外科杂志，2018，33（9）：800-805.

[17] 中华医学会消化内镜学分会胰腺疾病协作组．中国胰腺癌高危人群早期筛查和监测共识意见（2021，南京）［J］．中华消化内镜杂志，2022，39（2）：85-95.

[18] 杨柳，王成锋．中华医学会肿瘤学分会胰腺癌早诊早治专家共识［J］．中华肿瘤杂志，2020，42（9）：706-712.

[19] 高劲谋，赵山红，杨俊，林曦，曾剑波，等．胰腺损伤148例诊治分析［J］．中华胰腺病杂志，2010，16（03）：184-187.

[20] 付裕，任雪康，闻丽佳，等．十二指肠异位胰腺破裂出血一例［J］．中华外科杂志，2021，59（7）：636-637.

[21] 金相红，韩显林，贾丛伟，等．第502例——血小板减少、巨脾、DIC、自发性脾破裂［J］．中华内科杂志，2023，62（10）：1249-1252.

[22] 傅海敏，顾玲娟．感染性心内膜炎术后康复期继发脾破裂护理1例［DB/OL］．中国临床案例成果数据库，2023，51.

[23] 刘洪，韩国栋，江涛．脾外伤的临床分级和诊治体会［J］．中华肝胆外科杂志，2001，67（6）：323-325.

[24] 张茂，等．急诊超声实用指南［M］．北京：人民卫生出版社，2009-1：222-229

[25] 成红宇，班莹莹，鹿守印，等．肾窦多囊病18例超声诊断分析［J］．实用医学影像杂志，2019，20（06）：650-652.

[26] 赖世芳．多囊肾合并恶性肾肿瘤5例报告并文献复习［D］．福建医科大学，2020.

[27] 周正兴，许国胜，刘伟，等．X－perCT及超声引导穿刺引流个体化治疗方案在肾脓肿患者中的应用［J］．国际泌尿系统杂志，2023，43（2）：270-274.

[28] 张晓，沈文．糖尿病合并气肿性肾盂肾炎超声诊断1例及相关分析［J］．中国现代医生，2017，55（25）：129-131.

[29] 王洪伟．肾盂肾炎的超声诊断分析［J］．世界最新医学信息文摘，2013，13（36）：331.

[30] 李杰．糖尿病合并肾周围炎患者临床特点分析［J］．糖尿病天地，2022，19（8）：132-133.

[31] 刘刚．髓质海绵肾伴结石的临床诊治［J］．浙江医学，2023，45（15）：2023-1560

[32] MirelaLiana, Gliga, Cristian, Chirila, PaulaMaria, Chirila. Ultrasound Patterns and Disease Progression in Medullary Sponge Kidney in Adults.［J］. Ultrasonicimaging, 2023, 45（3）：151－155.

[33] 杨丽娟．彩超与二维超声在泌尿系统结石诊断中的准确性及影像学特征［J］．吉林医学，2023，44（10）：2748-2750.

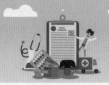

[34] 赫晓梅．彩色多普勒超声与二维超声在泌尿系统结石诊断中的应用价值［J］．中国医药指南，2019，17（5）：61－62

[35] 郭建．输尿管结石的 B 型超声诊断价值［J］．临床合理用药杂志，2009，2（12）：60-61

[36] 贾宏亮，李九智，南玉奎．15 例小儿尿道结石的治疗经验［J］．新疆医学，2022，52（9）：1001－1004.

[37] 姚伟祥，李强，杨锐林，等．常规尿管回推与改良加压注水尿管回推方法在治疗男性尿道结石中的临床研究［J］．国际泌尿系统杂志，2019，39（3）：396-399.

[38] 冯士楼，赵永哲．尿道结石的诊治研究［J］．科学养生，2021，24（4）：181.

[39] 刘晓军，鲁娇，张晓云．皮革性膀胱炎超声表现 1 例［J］．中国超声医学杂志，2022，38（9）：1081.

[40] 全昆，罗靖．气肿性膀胱炎超声表现 1 例［J］．中国超声医学杂志，2019，35（4）：338.

[41] 何芬，陈重，李露，等．质控小组对腺性膀胱炎的超声诊断质量分析及改进措施［J］．西南国防医药，2021，31（6）：515-518.

[42] 陈莉，汪涌，祝广峰，等．2020 年欧洲泌尿协会肾癌诊断和治疗指南概要［J］．现代泌尿外科杂志，2020，25（10）：927-946.

[43] 杨运运，胡锦波，宋鲁杰，等．2020 年 EAU 肾损伤诊断治疗指南（附解读）［J］．现代泌尿外科杂志，2021，26（02）：161－165.

[44] 金瑞霞．肾脏肿瘤超声表现［J］．世界最新医学信息文摘（电子版），2012，（11）：226.

[45] 张佩．彩色多普勒超声在输尿管结石伴肾周积液中的诊断效果分析［J］．现代养生，2022，22（4）：590-592.

[46] 付红，李莉，王恺，等．肾脓肿超声诊断及其误诊分析［J］．中国现代医学杂志，2002，12（17）：92，94.

[47] 林家豪，宋鲁杰，傅强．2020 EAU 膀胱损伤诊断治疗指南（附解读）［J］．现代泌尿外科杂志，2020，25（12）：1128-1130＋1146

[48] 刘艳，徐春，李剑白．膀胱憩室的超声诊断价值［J］．中国医药指南，2015，（16）：179-179，180.

[49] 中国医师协会泌尿外科医师分会尿路修复重建学组．尿道损伤诊疗专家共识［J］．中华泌尿外科杂志，2022，43（8）：561-564.

[50] 刘学．超声诊断尿道淋巴瘤 1 例［J］．中国医学影像技术，2019，35（1）：14.

[51] 中国医促会泌尿健康促进分会，中国研究型医院协会泌尿外科分会．经尿道手术治疗尿道疾病安全共识［J］．现代泌尿外科杂志，2019，24（1）：13-18.

[52] 张怡婵，张艳婷，何书坤，等．急性心肌炎多模态影像学诊疗进展［J］．中国医学影像技术，2022，38（12）：1889-1892.

[53] 赵晗，刘文娴，任燕龙，等．入院时左心室射血分数减低的成年急性心肌炎患者临床特点分析［J］．中国医药，2020，15（1）：13-17.

[54] 高红丽，滕一星，严松彪，等．感染性心内膜炎 33 例临床分析及超声心动图诊断与鉴别诊断［J］．世界中西医结合杂志，2011，06（10）：103-105.